I0466933

Медсестринство у

внутрішній

медицині

повний посібник

Ірина Саченко

Зміст

« У внутрішній медицині кожен пацієнт - це цілий всесвіт, і наша місія полягає в тому, щоб орієнтуватися в його внутрішніх галактиках, щоб відновити баланс і здоров'я. »

Вступ

Важливість внутрішньої медицини.

Внутрішня медицина, яку часто вважають мистецтвом дедукції і самою суттю медицини, займає центральне місце в загальному догляді за пацієнтом. Її специфіка полягає в здатності охопити всі патології, як поширені, так і рідкісні, і зрозуміти пацієнта як єдине ціле, як фізично, так і психологічно.

Спочатку давайте подивимося на її витоки. Історично внутрішня медицина народилася з бажання розуміти і лікувати хвороби в усій їх повноті, не обмежуючись одним органом або однією спеціальністю. Це дисципліна, яка процвітає завдяки складності, яка процвітає завдяки загадковим випадкам і яка захоплюється розшифровкою таємниць людського тіла. Це відображення невичерпної допитливості лікарів, їхньої рішучості завжди шукати, розуміти і, перш за все, лікувати.

Внутрішня медицина - це центр, навколо якого обертається багато інших спеціальностей. Вона віддає перевагу цілісному підходу, в якому кожен симптом, кожна ознака є частиною складного пазлу. Терапевта часто вважають медичним детективом, який збирає докази, висуває гіпотези і спирається на багатий багаж знань, щоб поставити точний діагноз. Його мета - не просто вилікувати хворобу, а зрозуміти пацієнта в цілому, відчути взаємозв'язок між різними системами організму і виявити ледь помітні дисбаланси.

Але окрім пошуку діагнозу, внутрішня медицина також втілює глибоко гуманістичну філософію. Вона нагадує нам про важливість стосунків між лікарем і пацієнтом, заснованих на довірі, слуханні та повазі. У все більш технологічному і спеціалізованому медичному світі інтерніст залишається охоронцем нерозривного зв'язку між наукою і людством.

Важливість внутрішньої медицини також проявляється в її здатності розвиватися та адаптуватися до нових викликів сучасності. Зіткнувшись з новими захворюваннями та патологіями, які стають дедалі складнішими внаслідок розвитку медицини та збільшення тривалості життя, лікарі-інтерністи знаходяться на передовій, готові розшифровувати, вчитися та впроваджувати інновації.

Внутрішня медицина - це не просто ще одна медична спеціальність, це стан душі, покликання, а для багатьох - пристрасть. Вона нагадує нам, що за кожною хворобою стоїть людина, з її страхами, надіями та унікальністю. І саме в цьому глибокому визнанні особистості полягає справжнє мистецтво медицини.

Зміна ролі медичної сестри в цьому відділі.

Роль медичної сестри у внутрішній медицині, як і в інших галузях охорони здоров'я, з роками зазнала значних змін. Ці зміни були зумовлені не лише технологічним і медичним прогресом, а й соціальними, етичними та законодавчими змінами.

У минулому медсестер розглядали переважно як людей, які виконували завдання, як помічників лікаря. Їх роль обмежувалася конкретними завданнями: наданням базового догляду, забезпеченням чистоти та комфорту пацієнта, а також скрупульозним дотриманням лікарських приписів. Це був час, коли медична ієрархія була жорсткою, і медсестри мали мало простору для маневру.

З часом професія медсестри здобула визнання та автономію. Цей розвиток був зумовлений низкою факторів. По-перше, підготовка медсестер стала більш щільною, включаючи більш глибокі знання з анатомії, фізіології та фармакології, а також гуманітарних наук. Це дало медсестрам інструменти, необхідні для застосування більш клінічного та аналітичного підходу до своєї практики.

У сфері внутрішньої медицини складність випадків, гетерогенність патологій і потреба в комплексному догляді призвели до розширення сфери діяльності медичних сестер. Медсестри стали ключовими членами медичної команди, тісно співпрацюючи з лікарями, фармацевтами, соціальними працівниками та іншими медичними працівниками.

Сучасна медична сестра внутрішньої медицини має сильний оціночний потенціал, здатна швидко виявляти зміни в клінічному стані пацієнта, брати на себе ініціативу і відповідно адаптувати догляд. Її роль більше не обмежується простим виконанням завдань, а охоплює планування, навчання пацієнтів, профілактику і навіть дослідження.

Відносини між медсестрою та пацієнтом також змінилися. Медсестри тепер більше залучені до процесу прийняття рішень, супроводжують пацієнтів та їхні сім'ї, інформують їх про хворобу та методи лікування і допомагають їм приймати поінформовані рішення.

Нарешті, технологічний прогрес, розвиток телемедицини та акцент на догляді на дому також вплинули на роль медичної сестри внутрішньої медицини. Ці зміни відкрили нові горизонти і створили нові можливості, але також і виклики з точки зору адаптивності та безперервної освіти.

Сучасна медична сестра внутрішньої медицини - це клініцист, педагог, дослідник і захисник прав пацієнтів. Це чудовий розвиток, що відображає динамізм і багатство цієї професії, яка має важливе значення для нашої системи охорони здоров'я.

Розділ 1

РОЗУМІННЯ ВНУТРІШНЬОЇ ВНУТРІШНЬОЇ МЕДИЦИНИ

Що таке внутрішня медицина?

Внутрішня медицина - це медична спеціальність, що займається профілактикою, діагностикою, веденням та лікуванням захворювань у дорослих. Вона відрізняється комплексним, цілісним підходом до пацієнта, зосереджуючись не на конкретному органі чи типі патології, а на людині в цілому.

Ось кілька ключових моментів про внутрішню медицину:

Холістичний підхід: лікарі-інтерністи, які спеціалізуються на внутрішній медицині, зацікавлені у всьому організмі людини. Вони навчені лікувати пацієнтів з низкою супутніх захворювань і намагаються зрозуміти, як ці захворювання можуть взаємодіяти між собою.

Спектр захворювань: Терапевти лікують широкий спектр захворювань, від найпоширеніших до найрідкісніших. Сюди входять, зокрема, серцеві, респіраторні, травні, ниркові, ендокринні та гематологічні захворювання.

Профілактика та освіта: Внутрішня медицина - це не лише лікування хвороб, вона також зосереджена на профілактиці. Лікарі-інтерністи відіграють вирішальну роль у скринінгу захворювань, проведенні вакцинації, пропаганді здорового способу життя та інформуванні пацієнтів про стан їхнього здоров'я.

Роль координатора: при складних патологіях, що потребують втручання кількох спеціалістів, лікар-інтерніст може виступати в ролі координатора, забезпечуючи отримання пацієнтом узгодженої та комплексної допомоги.

Ретельна підготовка: щоб стати терапевтом, лікар повинен пройти ретельну післядипломну підготовку, за якою часто слідує вузька спеціалізація в таких галузях, як кардіологія, гастроентерологія, ревматологія тощо.

- **Складна діагностика**: Завдяки своїй підготовці та глобальному підходу, лікарів-інтерністів часто просять допомогти в діагностиці складних або загадкових випадків.
- **Безперервна допомога**: лікарі-інтерністи можуть надавати допомогу протягом усього життя дорослої людини, від підліткового віку до старості, забезпечуючи глибоке і тривале розуміння історії хвороби пацієнта.

Внутрішня медицина - це широка і різноманітна спеціальність, орієнтована на людину, що охоплює весь спектр захворювань дорослих і підкреслює глобальний, інтегративний підхід. Інтерністів часто називають "лікарями лікарів" через їхній досвід у діагностиці та лікуванні складних захворювань.

Історія та розвиток.

Історія внутрішньої медицини багата і захоплююча, вона відображає досягнення самої медицини, соціальний розвиток і виклики, з якими стикалася медична професія протягом століть. Давайте поглянемо на історію цієї спеціальності.

Походження:
- **Античність**: З давніх часів такі лікарі, як Гіппократ у Греції, застосовували цілісний підхід до пацієнта, прагнучи зрозуміти хворобу в контексті людини та її оточення. Це було початком того, що ми можемо назвати внутрішньою медициною.
- **Середньовіччя**: У цей період медицину в основному викладали в релігійних закладах. Медичні знання ґрунтувалися на стародавніх

текстах, а в клінічному підході домінували гуморальні теорії.

Виникнення сучасної внутрішньої медицини:

Ренесанс: У цей період відродився інтерес до науки та анатомії людини. Розвивається мистецтво аускультації та пальпації, що закладає основи клінічного обстеження.

19 століття: Розвиток наукових методів і поява мікробіології докорінно змінили наше розуміння хвороби. Внутрішня медицина, якою ми її знаємо, почала формуватися. Лікарні стали центрами освіти та досліджень.

20 століття: З відкриттям антибіотиків можливості внутрішньої медицини значно розширилися. Технологічні досягнення, такі як медична візуалізація, покращили діагностику. Спеціальність була поділена на численні підспеціальності (кардіологія, нефрологія, ендокринологія тощо), що відображало зростаючу складність медицини.

Сучасні виклики:

21 століття: Початок цього століття ознаменувався вибухом знань у галузі генетики та молекулярної біології, що відкриває перспективи цілеспрямованої терапії. Внутрішня медицина також повинна реагувати на нові виклики, такі як старіння населення, хронічні захворювання, стійкість до антибіотиків і зростаюче значення профілактики.

Персоналізована медицина: з розвитком геноміки внутрішня медицина знаходиться на передньому краї зусиль, спрямованих на надання персоналізованої допомоги, пристосованої до генетичних і біологічних особливостей кожної людини.

Історія внутрішньої медицини - це історія нескінченного прагнення зрозуміти і лікувати хвороби в їх найширшому контексті. Вона є свідченням еволюції наших уявлень про здоров'я та хвороби і продовжує переосмислювати себе перед обличчям сучасних викликів. Це спеціальність, яка, приймаючи технологічні та наукові досягнення, залишається міцно вкоріненою в мистецтві медицини: слухати, розуміти і піклуватися про людину в усій її складності.

Основні захворювання і проліковані захворювання.

Внутрішня медицина охоплює широкий спектр захворювань і станів. Враховуючи її глобальний і цілісний підхід, лікар-інтерніст часто стикається зі складними випадками, що зачіпають кілька систем органів. Пропонуємо огляд основних захворювань та станів, з якими найчастіше стикаються лікарі-інтерністи:

Серцево-судинні:
- Гіпертонія
- Серцева недостатність
- Ішемічна хвороба серця
- Аритмії
- Захворювання периферичних судин

Легені:
- Астма.
- Хронічний бронхіт та емфізема
- Пневмонія
- Туберкульоз
- Ідіопатичний легеневий фіброз

Шлунково-кишкові:
- Виразкова хвороба

- Запальні захворювання кишечника (хвороба Крона, виразковий коліт)
  - Гепатит
  - Цироз печінки
  - Захворювання підшлункової залози
- Ниркова недостатність:
  - Хронічна ниркова недостатність
  - Гломерулонефрит
  - Діабетична нефропатія
  - Нирковий літіаз
- Ендокринне:
  - Цукровий діабет 1-го та 2-го типу
  - Гіпертиреоз та гіпотиреоз
  - Захворювання надниркових залоз
  - Остеопороз
- Гематологічний:
  - Анемії різного походження (залізодефіцитна, мегалобластна, гемолітична)
  - Тромбози та емболії
  - Лейкемія та лімфома
- Інфекційні захворювання:
  - Респіраторні інфекції (пневмонія, бронхіт)
  - Інфекції сечовивідних шляхів
  - Ендокардит
  - Сепсис і септичний шок
  - ВІЛ/СНІД
- Ревматологія:
  - Ревматоїдний артрит
  - Системний червоний вовчак
  - Анкілозуючий спондиліт
  - Краплі та псевдокраплі
- Аутоімунні та системні захворювання:
  - Синдром Шегрена
  - Склеродермія
  - Васкуліт

Електролітичні та метаболічні розлади:
- Дисбаланс натрію, калію та кальцію
- Ацидоз та алкалоз

Важливо зазначити, що внутрішня медицина не обмежується цими захворюваннями. Лікарі-інтерністи навчені лікувати широкий спектр захворювань, і їм часто доводиться ставити складні або загадкові діагнози. Більше того, з розвитком медицини регулярно з'являються нові патології або нові варіанти існуючих захворювань, що вимагає постійного оновлення знань.

Гравці у внутрішній медицині: Роль лікаря-інтерніста

Лікар-інтерніст, або просто терапевт, відіграє вирішальну роль у сучасній медицині. Відомі своєю здатністю лікувати складні захворювання і ставити діагнози в загадкових випадках, терапевти відрізняються комплексним підходом до лікування пацієнтів. Пропонуємо детальний огляд їхніх основних завдань:

Експерт з діагностики:
- Інтерністів часто називають "медичними детективами". Вони покликані діагностувати складні, атипові або рідкісні захворювання.
- Для встановлення точного діагнозу використовується поєднання інтерв'ю, клінічних оглядів та параклінічних досліджень.

Управління хронічними захворюваннями:
- Інтерністи часто ведуть пацієнтів з хронічними захворюваннями, такими як

діабет, гіпертонія та серцево-судинні захворювання, серед інших.

Він відповідає за коригування лікування, навчання пацієнтів та запобігання ускладненням.

Координація медичної допомоги:

У випадках, коли в лікуванні беруть участь кілька фахівців, терапевт часто виступає в ролі координатора, забезпечуючи безперервність і послідовність лікування.

Цілісний підхід:

Інтерніст дивиться не лише на симптоми та хвороби, але й на пацієнта в цілому, включаючи історію хвороби, спосіб життя, проблеми та психосоціальні потреби.

Профілактика та освіта:

Лікарі-інтерністи відіграють активну роль у профілактиці захворювань, зокрема, шляхом вакцинації, скринінгу та консультування щодо способу життя.

Він також інформує пацієнтів про їхній стан, допомагаючи їм зрозуміти свою хворобу та лікування.

Дослідження та еволюція:

Багато лікарів-інтерністів беруть участь у клінічних дослідженнях, прагнучи вдосконалити методи діагностики, терапевтичні стратегії та розуміння захворювань.

Вони також беруть участь у навчанні майбутніх лікарів, діляться своїми знаннями та досвідом.

Консультація в лікарні:

У лікарняних умовах лікарів-інтерністів можуть попросити висловити свою думку щодо пацієнтів, які надійшли до них з інших спеціальностей, особливо коли діагноз непевний або лікування складне.

Лікар-інтерніст є центральним стовпом сучасної медицини, поєднуючи глибокі медичні знання з підходом, орієнтованим на пацієнта. Здатність бачити "загальну картину", зосереджуючись на деталях, робить їх ключовим гравцем у клініках, лікарнях та університетах.

Вирішальне значення медсестри.

Медичні сестри займають фундаментальну позицію в охороні здоров'я. Будучи стрижнем системи, вони не лише здійснюють медичне лікування, але й відіграють центральну роль у фізичному, емоційному та соціальному благополуччі пацієнтів. Давайте подивимося на вирішальне значення медсестер у медичному ландшафті.

Безпосередній догляд за пацієнтом:
  Медсестри надають безпосередній догляд, чи то введення ліків, моніторинг життєво важливих показників, догляд за ранами або задоволення основних потреб пацієнтів.
Захист прав пацієнтів:
  Вони діють як адвокати пацієнтів, гарантуючи, що права пацієнтів дотримуються, що їхні проблеми почуті, і що вони отримують найкращу можливу допомогу.
Зв'язок між пацієнтами та медичною командою:
  Медсестри діють як міст між пацієнтом і рештою медичної команди, забезпечуючи безперебійну комунікацію та скоординовану допомогу.
Освіта та профілактика:
  Вони інформують пацієнтів та їхні сім'ї про стан здоров'я, ліки, післялікарняний догляд,

профілактику захворювань та зміцнення здоров'я.

Емоційна підтримка :
Людський аспект сестринського догляду є безцінним. Медсестри надають емоційну підтримку пацієнтам та їхнім родинам, особливо в критичні або вразливі моменти.

Лідерська роль :
Багато медсестер обіймають керівні посади, здійснюючи нагляд за іншим медичним персоналом, керуючи підрозділами чи відділами або беручи участь у прийнятті рішень на рівні закладу.

Клінічні дослідження:
Медсестри також беруть участь у дослідженнях, прагнучи вдосконалити практику надання допомоги, розробити нові методики або оцінити ефективність втручань.

Глобальне бачення догляду :
На відміну від інших медичних працівників, які можуть зосередитися на конкретному аспекті лікування, медсестри мають цілісний погляд на пацієнта, що дозволяє їм передбачити потреби, виявити потенційні ускладнення та забезпечити безперервність догляду.

Адаптивність :
Світ охорони здоров'я постійно змінюється, і медсестри часто перебувають на передовій, адаптуючись до нових технологій, методик і нових викликів.

Етика та професійна доброчесність :
Професія медсестри керується суворим етичним кодексом, який гарантує, що допомога надається зі співчуттям, повагою до гідності та чесністю.

Важливість медсестер не можна недооцінювати. Вони є серцем, що б'ється в багатьох будинках для людей похилого віку, пропонуючи унікальне поєднання клінічних навичок, емпатії та відданості справі. Їхня роль виходить далеко за межі медичного закладу, щодня торкаючись, впливаючи і покращуючи життя мільйонів людей.

Розділ 2

ТИПОВИЙ ДЕНЬ З ЖИТТЯ МЕДСЕСТРИ У ГАЛУЗІ ВНУТРІШНЬОЇ МЕДИЦИНИ

Почніть день:

Початок дня часто розглядається як визначальний момент, який може вплинути на хід наступних годин. Вдалий початок дня може принести енергію, концентрацію та позитив, тоді як хаотичний ранок може мати протилежний ефект. Пропонуємо вам поглянути на важливість гарного початку дня та кілька порад щодо створення корисних ранкових ритуалів.

Світанок кидає перші промені світла крізь штори, ніжно пестячи обличчя сплячого чоловіка. Поступово прокидається навколишній світ, з піснями птахів, гулом машин вдалині та шелестом перших кроків сусідів. Саме ці перші миті, коли світ переходить від темряви до світла, мають потенціал задавати тон на весь день.

Важливість першої години :
- **Тонус на весь день**: те, як ми починаємо свій ранок, часто визначає наш настрій, рівень енергії та спосіб мислення на весь день.
- **Момент спокою**: Перед тим, як день стане занадто хаотичним, ранок часто пропонує хвилину спокою, коли ви можете перефокусуватися, помедитувати або просто насолодитися самотністю.
- **Можливість встановити наміри**: Ранні години - ідеальний час для постановки цілей і намірів на день, які можуть діяти як компас, що спрямовує наші дії і рішення.

Поради для гарного початку дня:
- **Уникайте технологій**: Замість того, щоб одразу кидатися до телефону чи комп'ютера, витратьте кілька хвилин на розтяжку, глибоке дихання або просто побудьте присутніми.

- **Ранковий ритуал**: Створіть ранкову рутину, будь то медитація, письмо, фізичні вправи або навіть ритуал догляду за шкірою. Ці звички допоможуть вам почати день з чистого аркуша.
- **Здорове харчування**: поживний, збалансований сніданок може забезпечити вас енергією, необхідною для того, щоб почати день з новими силами.
- **Планування**: Витратьте кілька хвилин, щоб переглянути свої завдання на день. Це допоможе прояснити ваші пріоритети і дасть вам відчуття організованості впродовж дня.
- **Позитивність**: культивуйте позитивне ставлення з самого ранку. Чи то подяка, чи то читання надихаючої цитати, чи то прослуховування веселої пісні - знайдіть те, що змушує вас рухатися вперед.

Початок дня - це не просто перехід від сну до неспання. Це можливість, чисте полотно, на якому можна намалювати наші надії, мрії та наміри. Трохи усвідомлення і зусиль - і кожен ранок може стати гармонійною прелюдією до незабутнього дня.

Передача: забезпечити безперервність догляду.

Комунікація, яку в медичному контексті часто називають "передачею", має вирішальне значення для забезпечення безперервності та якості медичної допомоги. Це моменти, коли відбувається обмін інформацією, знаннями та досвідом між медичними працівниками для забезпечення оптимального догляду за пацієнтами. Давайте розглянемо, чому комунікація є такою важливою і як вона безпосередньо впливає на якість медичної допомоги.

Природа передач :
Інформація лежить в основі комунікації. Вона може варіюватися від простої згадки про температуру пацієнта до повного опису його клінічного стану, історії хвороби, наданої допомоги та рекомендацій на наступні кілька годин або днів.

Чому вони важливі? :

   Безперервність допомоги: передача повноважень гарантує, що наступний фахівець, який прийде на зміну, матиме всю інформацію, необхідну для продовження надання допомоги без перерв і упущень.

   Безпека пацієнта: відсутність важливої інформації може призвести до медичних помилок. Точна і повна передача допомагає знизити ризики.

   Ефективне управління часом: маючи чітке уявлення про стан пацієнта від початку своєї зміни, медичні працівники можуть визначати пріоритети своїх втручань та ефективно управляти своїм часом.

   Командоутворення: передача сприяє згуртованості команди. Це час для обміну думками та співпраці, зміцнення почуття приналежності та командної динаміки.

Принципи ефективної передачі :

   Ясність: Інформація повинна бути подана стисло і чітко, щоб уникнути будь-якої двозначності.

   Ретельність: необхідно охопити всі відповідні аспекти ведення пацієнта, починаючи від призначених ліків і закінчуючи спостереженнями за поведінкою.

   Структура: структурована передача інформації, яка часто відповідає формату або контрольному списку, гарантує, що жодні важливі елементи не будуть пропущені.

- **Інтерактивність**: мова йде не лише про те, щоб говорити, а й про те, щоб слухати. Фахівці, які отримують передачу, повинні мати можливість ставити запитання або звертатися за роз'ясненнями.
- **Документація**: На додаток до усної передачі, наявність письмової документації, наприклад, нотаток або звітів, може слугувати джерелом інформації та забезпечувати відстеження.
- **Конфіденційність**: інформація, якою обмінюються під час спілкування, часто є чутливою. Дуже важливо забезпечити, щоб цей обмін залишався конфіденційним.

Комунікація - це набагато більше, ніж проста рутина чи формальна процедура. Це клей, який об'єднує дії багатьох фахівців навколо благополуччя пацієнта. Забезпечення їхньої якості та ефективності має важливе значення для гарантування безпеки та безперервності медичної допомоги. У світі медицини, який стає дедалі складнішим, вміння ефективно і точно комунікувати стає безцінною навичкою.

Перегляд медичної документації: підготовка та очікування.

Перегляд медичної документації є важливим етапом у догляді за пацієнтом. Він надає повну картину історії хвороби пацієнта, поточного лікування та майбутніх потреб. Цей процес вимагає ретельності, підготовки та передбачення. Давайте заглибимося у світ цього завдання, яке має вирішальне значення для надання медичної допомоги.

Чому важливо правильно підготувати огляд медичної документації?

Історія хвороби: Розуміння історії хвороби пацієнта має вирішальне значення для прийняття майбутніх рішень. На план лікування може вплинути все - від алергій і перенесених операцій до поточного лікування.

Забезпечення безпеки пацієнта: неналежний або неповний огляд може призвести до медичних помилок. Ретельна підготовка знижує ризики, пов'язані з відсутністю або неправильною інтерпретацією інформації.

Оптимізація часу: В умовах обмеженого часу, з яким часто стикаються медичні працівники, добре підготовлений огляд дозволяє приймати рішення швидко та ефективно.

Підготовка до огляду :

Збір інформації: Переконайтеся, що у вас є всі необхідні документи: лікарняні записи, результати аналізів, записи з попередніх консультацій тощо.

Хронологічна підшивка: організуйте документи в хронологічному порядку, від найстаріших до найновіших, щоб полегшити розуміння прогресу пацієнта.

Виділення ключової інформації: підкресліть або занотуйте ключові моменти, які потрібно запам'ятати для кожного документа.

Підготуйте свої інструменти: мати під рукою такі інструменти, як ручки, стікери або маркери для коментування та позначення цікавих моментів.

Передбачення потреб і питань:

Перелік запитань: Перед проведенням експертизи підготуйте список запитань або уточнень на основі зібраної вами інформації.

Ознайомтеся з медичними   протоколами: Для конкретних станів або методів лікування ознайомтеся з останніми протоколами або медичними рекомендаціями, щоб передбачити потреби пацієнта.

- **Міждисциплінарна співпраця**: передбачити спеціалістів або інших медичних працівників, які можуть знадобитися для надання комплексної допомоги.

Після огляду :

- **Резюме**: Напишіть стислий виклад ключової інформації, щоб полегшити майбутнє управління та спілкування з іншими фахівцями.
- **Оновлення файлу**: якщо з'явилася нова інформація або були внесені зміни до плану лікування, обов'язково внесіть відповідні зміни в медичну карту пацієнта.
- **Комунікація**: Поділіться відповідною інформацією з медичною командою та іншими залученими фахівцями.

Перегляд медичної документації - це делікатний танець між медичним минулим, клінічним сьогоденням та очікуванням майбутнього. Це завдання, хоча часто сприймається як адміністративне, лежить в основі надання медичної допомоги. Підходячи до цього обов'язку з ретельністю, підготовкою і передбаченням, медичні працівники можуть гарантувати, що вони пропонують своїм пацієнтам оптимальний догляд.

Проведення лікування: Пероральні та внутрішньовенні препарати, і підшкірно.

Ліки є невід'ємною частиною медичного лікування. Вони можуть вводитися різними шляхами, залежно від їхньої лікарської форми, терапевтичної мети та клінічної ситуації пацієнта. Серед цих шляхів введення найпоширенішими є пероральний, внутрішньовенний та підшкірний. Розглянемо особливості кожного з цих шляхів та їхні наслідки для осіб, які здійснюють догляд за пацієнтами.

1. Пероральні препарати :
   - **Опис: Це** ліки, які приймаються через рот, а потім потрапляють у травну систему. Вони можуть бути у формі таблеток, капсул, сиропів або суспензій.
   - **Переваги**: простий у застосуванні, придатний для тривалого лікування, загалом низька вартість.
   - **Недоліки**: Проходження через печінку (ефект першого проходження), можлива взаємодія з їжею, необхідність дотримання пацієнтом режиму дозування.
   - **Застереження**: Переконайтеся, що пацієнт може ковтати, знайте про протипоказання та взаємодію з іншими лікарськими засобами.

2. Внутрішньовенні (в/в) препарати :
   - **Опис**: безпосереднє введення у вену, зазвичай через катетер. Це може бути болюс (швидка ін'єкція) або інфузія (протягом тривалого періоду).
   - **Переваги**: швидкий початок дії, точне дозування, можливість введення великих об'ємів або подразнюючих препаратів.
   - **Недоліки**: Ризик інфікування, вимагає стерильної техніки, потенційні ускладнення, пов'язані з венозним шляхом (тромбоз, флебіт).
   - **Запобіжні заходи**: відповідна підготовка для введення та управління венозними лініями, регулярний моніторинг місця введення, дотримання протоколів асептики.

3. Підшкірні препарати :
   - **Опис**: Ін'єкція в підшкірну клітковину, трохи нижче шкіри. Зазвичай використовується, наприклад, для введення інсуліну або антикоагулянтів.

Переваги: відносно просте застосування, передбачувана абсорбція, підходить для домашнього застосування шляхом самостійного введення.

Недоліки: Обмежений об'єм введення, можливі місцеві реакції (почервоніння, біль).

Запобіжні заходи: ротація місць ін'єкцій для уникнення ліпоатрофії або ліпогіпертрофії, відповідна техніка введення для мінімізації ризику місцевих реакцій.

Наслідки для опікунів:

Навчання та компетентність: особи, які здійснюють догляд, повинні бути навчені та компетентні у введенні ліків різними способами, розуміти переваги, недоліки та запобіжні заходи, пов'язані з цим.

Навчання пацієнта: У деяких випадках, особливо при підшкірній самостійній ін'єкції, особам, які здійснюють догляд за пацієнтом, доводиться навчати пацієнта або осіб, які здійснюють догляд за ним, техніці введення препарату.

Моніторинг: Після введення препарату часто необхідний моніторинг для виявлення та лікування будь-яких побічних ефектів або ускладнень.

Кожен шлях введення має свої особливості. Для забезпечення ефективної та безпечної терапії медсестрам, фармацевтам або лікарям необхідно знати ці аспекти, щоб забезпечити ефективну та безпечну терапію. Розуміння фармакокінетичних і фармакодинамічних характеристик, а також постійне навчання є важливими для оптимізації терапевтичних переваг і мінімізації ризиків для пацієнтів.

Виклики множинних захворювань.

Лікування пацієнта, який страждає на кілька патологій - або супутніх захворювань - є одним з головних викликів, що стоять перед медичними працівниками, особливо у відділеннях внутрішньої медицини. Множинні захворювання можуть призвести до ускладнень в управлінні лікуванням, підвищити ризик госпіталізації та негативно вплинути на якість життя пацієнта. Давайте розглянемо пов'язані з цим виклики та стратегії їх подолання.

1. Взаємодія з лікарськими засобами:
   Пацієнти, які страждають на кілька захворювань, часто проходять кілька курсів лікування одночасно. Це підвищує ризик лікарських взаємодій, які можуть знизити ефективність препаратів або викликати побічні реакції.
2. Поліпрагмазія:
   Поліпрагмазія, або прийом великої кількості ліків, може ускладнити дотримання пацієнтами режиму лікування та підвищити ризик лікарських помилок.
3. Синергія симптомів :
   Симптоми різних захворювань можуть посилювати один одного. Наприклад, депресія може посилити сприйняття болю у пацієнта, який страждає на артрит.
4. Складність діагностики :
   Симптоми різних захворювань можуть перетинатися, що ускладнює діагностику.
5. Координація медичної допомоги:
   Пацієнту, який страждає від декількох патологій, може знадобитися консультація кількох різних спеціалістів. Забезпечення ефективної координації та прозорої комунікації між цими фахівцями є важливим, але іноді складним завданням.

6. Вплив на якість життя :

Множинні патології можуть обмежувати фізичну активність, впливати на психічне здоров'я і знижувати незалежність, глибоко впливаючи на якість життя пацієнта.

Стратегії подолання цих викликів :

Підхід, орієнтований на пацієнта:

Розуміння потреб, проблем і пріоритетів пацієнта має важливе значення для розробки індивідуального плану лікування.

Регулярний огляд наркотиків:

Дуже важливо регулярно переглядати список ліків пацієнта, щоб зменшити поліпрагмазію та звести до мінімуму ризик взаємодії препаратів.

Міжпрофесійна комунікація :

Сприяння відкритій комунікації між усіма фахівцями, які беруть участь у догляді за пацієнтом, призводить до кращої координації та більш комплексного догляду.

Освіта та підтримка:

Інформування пацієнтів та їхніх родин про їхні захворювання, методи лікування та управління симптомами допомагає підвищити комплаєнс пацієнтів та якість життя.

Використання технологій :

Цифрові інструменти, такі як електронні медичні картки, можуть полегшити координацію медичної допомоги та моніторинг пацієнтів.

Ретельне спостереження:

Регулярні візити дозволяють постійно оцінювати стан пацієнта, коригувати лікування та виявляти ускладнення на ранніх стадіях.

Догляд за пацієнтами з множинними захворюваннями вимагає цілісного, орієнтованого на пацієнта підходу, який враховує складність їхньої ситуації. Приділяючи особливу увагу координації, комунікації та навчанню, можна запропонувати якісну допомогу таким пацієнтам, тим самим покращуючи їхнє здоров'я та благополуччя.

Спостереження за пацієнтом: Клінічні спостереження.

Клінічне спостереження є фундаментальною основою медичної практики. Це перший крок у діагностичному та терапевтичному підході, який дає цінну інформацію про стан пацієнта. У відділенні внутрішніх хвороб, де пацієнти можуть звертатися з різноманітними складними симптомами та супутніми захворюваннями, клінічне спостереження є особливо важливим. Давайте розглянемо це поняття більш детально.

1. Що таке клінічне спостереження?
Клінічне спостереження - це систематичний процес, за допомогою якого доглядач збирає інформацію про пацієнта шляхом безпосереднього спостереження. Це може включати фізичний огляд, а також спостереження за поведінкою, взаємодією, ходою та іншими елементами.
2. Складові клінічного спостереження :
- **Загальний огляд**: оцінка загального стану пацієнта, рівня свідомості, кольору шкіри, морфології тощо.
- **Фізикальне обстеження**: Систематичне обстеження різних частин тіла (аускультація, пальпація, перкусія).
- **Поведінкове спостереження**: вивчення виразу обличчя, ходи, рухів і загальної поведінки.

- **Спостереження за життєво важливими показниками**: вимірювання артеріального тиску, частоти серцевих скорочень, частоти дихання, температури тощо.

3. Важливість клінічного спостереження у внутрішній медицині:

- **Постановка початкового діагнозу**: Багато клінічних ознак можуть вказувати на певне захворювання або основний стан.
- **Моніторинг прогресування захворювання**: повторні спостереження можуть бути використані для оцінки прогресування захворювання або ефективності лікування.
- **Виявлення відхилень**: деякі ледь помітні клінічні ознаки можуть бути ранніми індикаторами ускладнень або нових патологій.

4. Проблеми, пов'язані з клінічним спостереженням :

- **Суб'єктивна інтерпретація**: два лікарі можуть по-різному інтерпретувати спостереження, особливо якщо воно малопомітне.
- **Варіабельність симптомів**: У внутрішній медицині множинність захворювань та їх різноманітні прояви можуть ускладнювати клінічне спостереження.

5. Оптимізація клінічного спостереження :

- **Постійне навчання**: опікуни повинні регулярно оновлювати свої знання та навички в галузі клінічного обстеження.
- **Використання стандартизованих інструментів**: певні інструменти або шкали можуть допомогти об'єктивізувати певні спостереження.
- **Командна робота**: регулярне обговорення спостережень з іншими членами команди може допомогти отримати більш повну та об'єктивну картину.

Клінічне спостереження є важливою навичкою у внутрішній медицині, що вимагає особливої уваги, постійного навчання та спільного підходу. Це не тільки дозволяє поставити діагноз, але й відстежувати перебіг хвороби, коригувати лікування та запобігати ускладненням.

Комунікація з пацієнтом та його родиною.

Спілкування з пацієнтами та їхніми сім'ями - одна з найважливіших навичок для лікаря внутрішньої медицини. Це впливає не лише на розуміння пацієнтом своєї хвороби та лікування, але й на його задоволеність, прихильність до терапії та, зрештою, на результати його здоров'я. У відділеннях внутрішніх хвороб, де діагнози можуть бути складними, а лікування багатофакторним, ця комунікація є ще більш важливою.

1. Важливість ефективної комунікації :
- **Довіра і терапевтичні відносини**: хороша комунікація будує довіру між пацієнтом, сім'єю та опікуном, що є важливим для успішних терапевтичних відносин.
- **Прийняття поінформованих рішень**: Пацієнти повинні розуміти свою хворобу, варіанти лікування, а також пов'язані з ними переваги та ризики, щоб приймати поінформовані рішення.
- **Зменшення тривоги**: Хвороба може бути джерелом тривоги. Чітке, емпатичне спілкування може допомогти зменшити цю тривогу.
2. Ефективні методи комунікації :
- **Активне слухання**: передбачає повну увагу до того, що говорить пацієнт або його сім'я, роздуми, уточнення і переформулювання, де це необхідно.

Проста, зрозуміла мова: уникайте медичного жаргону і переконайтеся, що інформація подається у зрозумілій формі.

Невербальна комунікація: враховуйте мову тіла, зоровий контакт і тон голосу.

Відкриті запитання: заохочуйте пацієнтів висловлюватися, ставлячи відкриті запитання.

Перевірка розуміння: регулярна перевірка того, що пацієнт або його сім'я зрозуміли надану інформацію.

3. Робота з чутливими темами :

Бувають випадки, коли необхідно повідомити важкі новини, наприклад, серйозний діагноз або несприятливий перебіг хвороби.

Підготовка: Передбачте емоційні реакції та сплануйте тихе, приватне місце для обговорення.

Емпатія: розпізнавання та підтвердження емоцій пацієнтів та їхніх родин.

Чесність: важливо бути одночасно прозорим і чутливим.

4. Залучення сім'ї :

Сім'я часто відіграє ключову роль у догляді та підтримці пацієнта.

Визнання: Визнання ролі сім'ї та визнання її як партнера у догляді.

Конфіденційність: Забезпечення конфіденційності під час обміну відповідною інформацією з родиною.

Підтримка: надання ресурсів або порад, якщо сім'ї потрібна допомога в подоланні стресу або тривоги, пов'язаних з хворобою.

5. Управління складними ситуаціями :

Бувають випадки, коли пацієнт або його сім'я сердяться, розчаровуються або конфліктують з медичним персоналом.

Зберігайте спокій: не реагуйте емоційно, але активно вислуховуйте їхні проблеми.

Роз'яснюйте: Часто незадоволеність виникає через непорозуміння. Прояснення інформації може вирішити багато проблем.

Шукайте компроміс: якщо можливо, працюйте разом, щоб знайти рішення, прийнятне для всіх сторін.

Ефективна комунікація лежить в основі внутрішньої медицини, і для медичних працівників важливо постійно розвивати та вдосконалювати свої комунікативні навички. Успішна комунікація може покращити не лише догляд за пацієнтом, але й задоволеність пацієнта та його сім'ї, що призводить до кращих загальних результатів.

Розділ 3
ОСНОВНІ КЛІНІЧНІ НАВИЧКИ

Клінічна оцінка:
Важливість історії.

Анамнез, тобто вся інформація, зібрана медичним працівником під час опитування пацієнта, відіграє центральну роль у медичній практиці, особливо у внутрішній медицині. Це перший етап діагностичного процесу, який визначає подальші кроки, такі як фізикальне обстеження, дослідження та терапевтичні рішення.

1. Анамнез як основа для постановки діагнозу :
   - **Симптоми**: основні симптоми, які змусили пацієнта звернутися за допомогою, як вони почалися, як розвивалися, їх характеристики, інтенсивність, а також що їх посилює або полегшує.
   - **Історія хвороби**: перенесені захворювання, хірургічні операції, алергії, поточне або нещодавнє лікування.
   - **Сімейний анамнез**: історія хвороби членів сім'ї може дати підказки про спадкові захворювання або генетичну схильність.
2. Більше, ніж просто перелік симптомів:
   - **Контекст виникнення**: Розуміння контексту, в якому з'являються симптоми, може допомогти визначити їхню причину.
   - **Вплив на повсякденне життя**: вплив симптомів на здатність пацієнта виконувати повсякденну діяльність.

Почуття та емоції: Тривога, стрес, депресія та інші емоційні стани можуть впливати на стан здоров'я або зазнавати його впливу.

3. Мистецтво ставити правильні запитання :

Техніка початку: Почніть з відкритих запитань, наприклад, "Що я можу зробити для вас сьогодні?" або "Розкажіть мені про ваші симптоми".

Уникайте підказування відповідей: задавайте питання в нейтральній формі, щоб викликати щиру реакцію пацієнта.

Цілеспрямовані запитання: якщо необхідно, ставте більш конкретні запитання, щоб прояснити певні моменти.

4. Важливість активного слухання: Слухати так само важливо, як і ставити запитання. Активне слухання передбачає повну концентрацію уваги, розуміння, реагування та запам'ятовування того, що говорить пацієнт.

5. Труднощі написання історії :

Неохочі або недовірливі пацієнти: Деякі пацієнти можуть неохоче ділитися інтимними подробицями або боятися осуду.

Мовні або культурні бар'єри: важливо розуміти і поважати культурні переконання пацієнта і, за необхідності, користуватися послугами перекладача.

Комплексність симптомів: У внутрішній медицині пацієнти можуть скаржитися на цілий ряд симптомів, які на перший погляд не пов'язані між собою. Історія хвороби повинна бути достатньо ретельною, щоб відобразити цю складність.

6. Вплив на догляд за пацієнтами :

Діагностичне розуміння: повний і точний анамнез часто є ключем до постановки правильного діагнозу.

Планування лікування: Розуміння потреб, проблем і життєвого контексту пацієнта може допомогти у прийнятті рішень щодо лікування.

Збір анамнезу - це не просто формальність, а потужний діагностичний інструмент. Він вимагає від лікаря поєднання технічних навичок з інтуїцією, емпатією та вмінням слухати. У внутрішній медицині, з її різноманітністю та складністю випадків, це ще більш важливо. Вона закладає основи для орієнтованого на пацієнта, адекватного та ефективного лікування.

Проведення клінічного обстеження.

Клінічне обстеження є основним етапом медичної оцінки після збору анамнезу. Воно включає в себе систематичну оцінку стану пацієнта за допомогою органів чуття лікаря, іноді за допомогою декількох простих інструментів, таких як стетоскоп або рефлекторний молоточок. Мета цього обстеження - підтвердити або спростувати діагностичні гіпотези, висунуті на основі анамнезу.

1. Підготовка до клінічного обстеження :
   Створіть правильне середовище: переконайтеся, що приміщення добре освітлене, тепле і приватне.
   Пояснення та згода: завжди інформуйте пацієнта про те, що ви збираєтеся робити і чому, та отримайте його згоду.
   Розміщення пацієнта: Переконайтеся, що пацієнт зручно сидить, залежно від частини тіла, яка підлягає обстеженню.

2. Загальний огляд :

- **Загальний вигляд**: зверніть увагу на стан свідомості, колір обличчя, поставу, рівень тривоги чи болю.
- **Життєві показники**: температура, пульс, артеріальний тиск, частота дихання, насичення киснем.
- **Огляд шкіри**: колір, текстура, еластичність, наявність висипань, синців, шрамів або ущільнень.

3. Систематичне обстеження за допомогою приладів:

- **Серцево-судинне обстеження**: аускультація серця, пальпація периферичних пульсів, перевірка набряків нижніх кінцівок.
- **Респіраторне обстеження**: огляд, пальпація, перкусія та аускультація легень.
- **Обстеження живота**: огляд, аускультація, перкусія та пальпація живота.
- **Неврологічне обстеження**: оцінка свідомості, черепно-мозкових нервів, м'язової сили, рефлексів, координації та чутливості.
- **Обстеження опорно-рухового апарату**: оцінка рухливості, міцності та стабільності суглобів, виявлення болю або деформації.
- **ЛОР та офтальмологічне обстеження**: огляд горла, вух, носа та очей.
- **Обстеження статевих органів, сечовидільної та прямої кишки: за** симптомами та за згодою пацієнта.

4. Методи обстеження :

- **Огляд**: візуальне спостереження за різними частинами тіла.
- **Пальпація**: за допомогою рук відчути текстуру, розмір, форму, консистенцію і розташування певних частин тіла.
- **Перкусія**: злегка постукайте по поверхні тіла, щоб визначити щільність розташованих під ним органів.

- **Аускультація**: Вислуховування звуків, що видаються серцем, легенями, животом та іншими органами.
5. Важливість спостереження та клінічної інтуїції :
   - **Малопомітні ознаки**: Іноді окремі клінічні ознаки можуть дати цінну інформацію про стан пацієнта.
   - **Клінічна інтуїція**: з досвідом у багатьох лікарів розвивається своєрідне "шосте чуття", яке допомагає їм в оцінці.
6. Документація та комунікація :
   - **Записуйте свої спостереження**: Занотуйте свої спостереження під час обстеження у детальній та структурованій формі.
   - **Поділіться своїми висновками**: Обговоріть свої спостереження та оцінку з пацієнтом, а також, за необхідності, з іншими медичними працівниками.

Проведення клінічного обстеження - це настільки ж мистецтво, наскільки і наука. Кожен пацієнт унікальний, і дуже важливо підходити до обстеження з відкритістю, цікавістю та повагою. У внутрішній медицині, з її широким спектром можливих патологій, клінічне обстеження є ще більш важливим, а вміння пов'язувати ознаки та симптоми з основною патологією є безцінним навиком.

Технічні жести :
Встановлення венозних ліній.

Встановлення венозних трубок є поширеною процедурою в лікарнях. Ці пристрої використовуються для введення ліків, рідин і препаратів крові або для забору крові. Вони можуть бути короткочасними, як периферичні венозні катетери, або довготривалими, як центральні венозні катетери.

1. Вступ: Важливість венозного шляху
   - **Введення ліків**: деякі препарати можна вводити лише внутрішньовенно.
   - **Реанімація та невідкладні стани**: венозний шлях необхідний для швидкого введення рідини або ліків в екстрених випадках.
   - **Забір крові** : Катетери дозволяють легко взяти кров на аналіз.
2. Периферичний венозний катетер (ПВХ) :
   - **Показання**: короткочасне лікування, забір крові.
   - **Бажані ділянки**: вени на тильній стороні кисті та передпліччя.
   - **Техніка застосування**: ретельна дезінфекція, нанесення голкою, фіксація та перевірка на проникність.
   - **Управління та обслуговування**: регулярний моніторинг, оновлення за потребою та рекомендаціями.
3. Центральні венозні катетери (ЦВК) :
   - **Показання**: довготривале лікування, парентеральне харчування, хіміотерапія, вазоактивні препарати, діаліз.
   - **Переважні місця**: внутрішня яремна вена, підключична вена, стегнова вена.
   - **Техніка встановлення**: вимагає суворої стерильності, часто під рентгенологічним або ультразвуковим контролем.
   - **Управління та обслуговування**: ретельний моніторинг для запобігання ускладнень, стерильні перев'язувальні матеріали, виділені лінії для певних інфузій.
4. Можливі ускладнення :
   - **Тромбофлебіт**: запалення вени, спричинене тромбом.
   - **Інфекція**: у місці проколу або системно.

- **Екстравазація**: мимовільне проходження ліків або рідини за межі вени, що може спричинити пошкодження тканин.
- **Непрохідність катетера**: згустком або препаратом, що випав в осад.

5. Найкращі практики :
- **Сувора асептика**: миття рук, використання стерильних рукавичок, ретельна дезінфекція місця пункції.
- **Відповідна техніка**: вибір розміру катетера залежно від лікування, перевірка венозного повернення.
- **Інформування пацієнта**: Поясніть причину проведення процедури та ознаки ускладнень, на які слід звернути увагу.
- **Виведення**: коли більше не потрібно або у випадку ускладнень, дотримуючись протоколів для мінімізації ризиків.

Введення та управління венозними лініями є важливими навичками для медичних сестер внутрішньої медицини, зважаючи на різноманітність пацієнтів та методів лікування, що застосовуються. Постійне навчання та оновлення знань мають вирішальне значення для забезпечення безпеки пацієнтів та ефективного лікування.

Пряме списання.

Аналізи крові відіграють вирішальну роль у діагностиці та терапевтичному лікуванні пацієнтів внутрішніх хвороб. Вони надають точну інформацію про стан здоров'я людини, визначаючи наявність патогенних мікроорганізмів, біохімічних аномалій або маркерів певних захворювань.

1. Вступ: Актуальність вибірки
   - **Діагностичні вказівки**: визначення основної причини патології або симптому.
   - **Терапевтичний моніторинг**: моніторинг ефективності або побічних ефектів лікування.
   - **Скринінг**: виявлення захворювання на ранній стадії або визначення ризику розвитку певного стану.
2. Типи зразків, які зазвичай беруть у внутрішній медицині:
   - Кров:
     - Загальний аналіз крові
     - Біохімічне обстеження (іонограма, функції нирок, печінки тощо)
     - Рівень гормонів
     - Специфічні маркери (наприклад, тропонін при інфаркті міокарда)
   - Сечовипускання:
     - Цитобактеріологічне дослідження сечі (ЦБЕ)
     - Біохімічні аналізи
     - Пошук білків або інших патологічних елементів
   - Дефекація :
     - Ко-культура (якщо є підозра на інфекцію)
     - Пошук окультної крові
   - **Спинномозкова рідина (СМР):** при підозрі на менінгіт або інші неврологічні патології.
   - Проколи:
     - Люмбальна пункція
     - Плевральна пункція
     - Пункція асциту
     - Біопсія (печінки, нирок тощо)
   - **Папілярний мазок:** наприклад, вагінальний мазок для скринінгу раку шийки матки.

3. Методи відбору проб :
- **Асептичні умови**: забезпечити відсутність забруднення зразків.
- **Відповідне обладнання**: використовуйте спеціальні пробірки або живильні середовища залежно від типу зразка.
- **Правильна техніка**: мінімізує ризик ускладнень для пацієнта і забезпечує надійність зразка.

4. Транспортування та зберігання:
- **Пакування**: деякі зразки потрібно зберігати при певній температурі або захищеними від світла.
- **Швидкість**: швидкість доставки в лабораторію часто має вирішальне значення для надійності результатів.

5. Інтерпретація результатів :
- **Нормально vs. Ненормально**: Порівняйте результати з еталонними значеннями.
- **Клінічна кореляція**: співвіднести результати з клінічною картиною пацієнта.

6. Зв'язок з лабораторією :
- **Обговорення**: Поговоріть з лабораторією, щоб зрозуміти неочікувані результати або запросіть додаткові аналізи.
- **Постійне навчання**: Методи аналізу розвиваються, тому дуже важливо йти в ногу з часом.

Забір крові є фундаментальним інструментом для медичних працівників у внутрішній медицині, а його правильне виконання та інтерпретація мають важливе значення для оптимального догляду за пацієнтом. Медичні сестри відіграють центральну роль у цьому процесі, починаючи від забору зразка і закінчуючи повідомленням результатів пацієнту та команді лікарів.

Адміністрація специфічне лікування.

Проведення специфічного лікування - одне з головних завдань медичної сестри внутрішньої медицини. Ці часто складні методи лікування вимагають глибокого розуміння, уваги до деталей і тісної співпраці з медичною командою.

1. Вступ: Багатогранність ролі медичної сестри
   - **Адаптивна терапія**: кожен пацієнт унікальний. Його потреби, історія хвороби та реакція на лікування потребують постійної адаптації.
   - **Навчати та заспокоювати**: Медсестра інформує пацієнта про його лікування, пояснює потенційні переваги та ризики, а також переконується, що пацієнт та його сім'я розуміють план лікування.
2. Поширені методи лікування у внутрішній медицині :
   - **Антибіотики**: внутрішньовенні, пероральні або ін'єкційні, вони часто використовуються для лікування різних інфекцій.
   - **Кортикостероїди**: застосовуються при запальних або аутоімунних захворюваннях.
   - **Антикоагулянти**: Профілактика та лікування тромбозу.
   - **Імунодепресанти**: застосовуються, зокрема, при аутоімунних захворюваннях або після трансплантації.
   - **Хіміотерапія**: Для лікування деяких видів раку або гематологічних захворювань.
   - **Замісне лікування**: наприклад, інсулін для лікування діабету або гормони щитовидної залози.
3. Методи адміністрування :
   - **Пероральні**: таблетки, капсули, сиропи.
   - **Введення**: внутрішньовенне, внутрішньом'язове, підшкірне.
   - **Перфузія**: протягом різної тривалості, потребує ретельного моніторингу.

- **Актуально**: креми, гелі, пластирі.
- **Інгаляція**: спреї, аерозолі, небулайзери.

4. Моніторинг та побічні ефекти :
- **Клінічний моніторинг**: спостерігати за появою побічних симптомів або ознак покращення.
- **Біологічні аналізи**: деякі види лікування вимагають регулярного моніторингу показників крові.
- **Управління побічними ефектами**: розпізнавання, лікування та, за необхідності, адаптація лікування у разі виникнення небажаного ефекту.

5. Терапевтична освіта:
- **Чіткі пояснення**: допомагаємо пацієнтам зрозуміти свою хворобу та лікування.
- **Прихильність до лікування**: Обговоріть потенційні бар'єри та заохочуйте до регулярного прийому.
- **Самоконтроль**: Навчання пацієнтів, як самостійно приймати ліки, якщо це необхідно (наприклад, ін'єкції інсуліну).

6. Координація з командою по догляду:
- **Цільові комунікації**: Ділитися спостереженнями та будь-якими проблемами, пов'язаними з лікуванням, з лікарями.
- **Мультидисциплінарна співпраця**: робота з фармацевтами, фізіотерапевтами, дієтологами тощо.

Проведення специфічного лікування - це велика відповідальність, яка лежить на плечах медичної сестри внутрішньої медицини. Це вимагає не лише технічних навичок, але й уміння спілкуватися, навчати та адаптуватися до кожного пацієнта. У цьому контексті медсестра відіграє ключову роль, гарантуючи безпеку пацієнта та оптимізуючи терапевтичну ефективність.

Розділ 4

МІЖПРОФЕСІЙНА СПІВПРАЦЯ

Робота з лікарем-інтерністом: комунікація та взаєморозуміння.

Тісна співпраця з лікарем-терапевтом є невід'ємною частиною професії медсестри. Ця співпраця передбачає чітке, точне і шанобливе спілкування для забезпечення оптимального догляду за пацієнтом. Відносини між медсестрою та лікарем-інтерном є особливо важливими у внутрішній медицині - складній спеціальності, що має справу з багатосистемними патологіями.

1. Розуміння ролі лікаря-інтерніста:
   - **Медична експертиза**: лікарі-інтерністи є експертами з внутрішніх патологій, які часто є хронічними та мультисистемними.
   - **Терапевтичні рішення**: приймає рішення щодо лікування та діагностики.
2. Важливість комунікації :
   - **Передача інформації**: Медсестри перебувають на передовій лінії, коли йдеться про спостереження за станом пацієнта. Точна передача цієї інформації є дуже важливою.
   - **Двосторонній обмін**: якщо медсестра передає інформацію лікарю, останній також повинен повідомляти медсестрі свої рішення та аргументацію.
   - Міждисциплінарні **зустрічі**: присвячені обговоренню складних випадків і визначенню колективної терапевтичної стратегії.
3. Повсякденні стосунки:
   - **Взаємна повага**: визнання досвіду інших, оцінка їхньої ролі та навичок.
   - **Співпраця**: робота пліч-о-пліч, особливо в надзвичайних ситуаціях або коли потрібно приймати складні рішення.

- **Безперервна освіта**: лікар-інтерніст може відігравати формуючу роль для медсестри, допомагаючи їй краще зрозуміти певні патології або методи лікування.

4. Управління розбіжностями :

- **Діалог**: У разі виникнення розбіжностей у поглядах важливо налагодити конструктивний діалог, ставлячи інтереси пацієнта на перше місце.
- **Зворотний зв'язок**: зворотний зв'язок має важливе значення для покращення співпраці. Важливо мати можливість обговорити, що працює добре, а що можна покращити.

5. Спілкування з пацієнтом:

- **Скоординований підхід**: медсестра і лікар повинні представити пацієнтові узгоджене бачення та інформацію, навіть якщо кожен з них має власну точку зору.
- **Роль перекладача**: іноді медсестра може виступати в ролі посередника, пояснюючи пацієнтові простими словами, що саме призначив або діагностував лікар.

6. Еволюція відносин :

- **Від ієрархії до співпраці**: якщо в минулому відносини часто сприймалися як ієрархічні, то сьогодні акцент робиться на горизонтальній співпраці, де кожен медичний працівник вносить свій унікальний досвід.
- **Взаємозалежність**: Оптимальний догляд за пацієнтом вимагає синергії всієї команди.

Співпраця між медсестрою та лікарем-інтерністом - це делікатний, але дуже важливий танець. Він вимагає довіри, відкритого спілкування та взаємоповаги. У внутрішній медицині, де випадки можуть бути складними, ця співпраця є ключем до успішного лікування та постійного покращення якості медичної допомоги.

Спільне прийняття рішень.

Спільне прийняття рішень (СПР) - це спільний процес, в якому медичний працівник і пацієнт працюють разом над прийняттям медичного рішення. Цей підхід наголошує на партнерстві, повазі до цінностей та вподобань пацієнта та використанні найкращих доступних доказів. У внутрішній медицині, з огляду на складність випадків, PDP є особливо актуальним.

1. Основи спільного прийняття рішень :
   - **Повага до індивідуальних цінностей**: кожен пацієнт має власні цінності, проблеми та прагнення. PDP поважає ці важливі елементи.
   - **Право на автономію**: Пацієнти мають право брати активну участь у власному лікуванні та приймати рішення щодо свого здоров'я.
2. Процес PDP :
   - **Інформування пацієнтів**: надання пацієнтам чіткої, точної та зрозумілої інформації про наявні варіанти лікування, їх переваги та недоліки.
   - **Активне слухання**: розуміння вподобань, цінностей і проблем пацієнта.
   - **Обговорення**: відкрито обговоріть різні варіанти, зважуючи їхні переваги та недоліки з урахуванням очікувань і побоювань пацієнта.
   - **Спільне прийняття рішень**: Медичний працівник і пацієнт домовляються про найкраще рішення.
3. Переваги PDP :
   - **Персоналізований догляд**: Лікування підбирається відповідно до потреб та вподобань пацієнта.
   - **Краща прихильність до лікування**: Пацієнти з більшою ймовірністю дотримуються курсу лікування, коли вони були залучені до прийняття рішення.

- **Підвищення задоволеності**: пацієнти відчувають, що їх цінують, вислуховують і залучають до процесу.
4. Виклики НДП :
   - **Час**: ППР може зайняти більше часу, ніж традиційні підходи до прийняття рішень.
   - **Навчання**: Для того, щоб цей підхід був ефективним, медичні працівники повинні бути навчені цьому підходу.
   - **Обмеженість доказової бази**: не всі медичні рішення підкріплені вагомими доказами, що може ускладнити ПДП.
5. PDP у внутрішній медицині :
   - **Складність випадків**: Пацієнти внутрішньої медицини можуть мати численні та складні патології, що вимагають нюансованого підходу.
   - **Мультидисциплінарна команда**: у прийнятті рішень можуть брати участь кілька фахівців, що підкреслює важливість комунікації та координації.
   - **Етичні проблеми**: Внутрішня медицина іноді може представляти етичні дилеми, де PDP відіграє вирішальну роль у забезпеченні того, щоб пацієнт був у центрі рішень.

Спільне прийняття рішень є важливою зміною у способі надання медичної допомоги. Воно цінує досвід і знання пацієнта, спираючись при цьому на клінічні навички медичного працівника. У внутрішній медицині це означає, що пацієнт є повноправним партнером у вирішенні складних випадків.

Працюємо разом з іншими відділами : Медична візуалізація.

Медична візуалізація відіграє важливу роль у внутрішній медицині. Вона використовується не тільки для постановки діагнозу, але й для моніторингу прогресування патології, керівництва певними втручаннями та сприяння медичним дослідженням. Взаємодія між медсестрами та світом візуалізації має важливе значення для гарантування якісного лікування.

1. Методи візуалізації у внутрішній медицині :

- **Рентгенографія**: одна з найстаріших форм візуалізації, яка використовує рентгенівські промені для візуалізації кісток і певних тканин.
- **Ультразвук**: використовує звукові хвилі для отримання зображень, зазвичай використовується для обстеження серця, судин, печінки та інших органів.
- **Комп'ютерна томографія (КТ):** вдосконалена форма рентгенографії, яка створює зображення поперечного перерізу тіла.
- **Магнітно-резонансна томографія (МРТ)**: використовує потужні магніти та радіохвилі для отримання детальних зображень.
- **Сцинтиграфія**: використовує радіоактивні речовини для оцінки функції певних органів.

2. Роль медичної сестри в медичній візуалізації:

- **Підготовка пацієнта**: пояснити процедуру, перевірити історію хвороби, за необхідності ввести контрастні речовини.
- **Спостереження після обстеження**: відстежуйте будь-які реакції на контрастну речовину та переконайтеся, що пацієнт почувається добре після обстеження.
- **Комунікація**: виступати сполучною ланкою між пацієнтом, радіологом та лікарем-інтерністом, зокрема, передаючи важливу інформацію або проблеми, що турбують пацієнта.

3. Діагностичне значення візуалізації :
- **Виявлення**: визначення аномалії або захворювання на ранній стадії.
- **Локалізація**: Точне визначення місця ураження або пухлини.
- **Характеристика**: диференціація доброякісного утворення від злоякісного або визначення природи аномалії.

4. Інтервенційна візуалізація:
- **Керовані біопсії**: Забір зразків тканин для аналізу за допомогою візуалізації.
- **Катетеризація**: використання зображень для введення катетера в організм.

5. Виклики та проблеми :
- **Радіаційний захист**: мінімізація радіаційного впливу на пацієнтів та медичний персонал.
- **Алергія та взаємодія**: деякі контрастні речовини можуть викликати реакції.
- **Якість та інтерпретація**: Забезпечення оптимальної якості зображення та точної інтерпретації результатів.

6. Інновації та майбутнє медичної візуалізації :
- **Передові технології** : Розробка нових та вдосконалення існуючих методів для отримання зображень кращої якості з меншим ризиком.
- **Штучний інтелект**: використання ШІ для покращення розпізнавання та інтерпретації зображень.

Медична візуалізація є наріжним каменем внутрішньої медицини. Тісна співпраця між медсестрами, радіологічними технологами та лікарями має важливе значення для забезпечення якісного лікування та прийняття обґрунтованих рішень. Технології швидко розвиваються, пропонуючи захоплюючі можливості для подальшого вдосконалення діагностики та лікування у внутрішній медицині.

Хірургія.

Хірургія, хоча зазвичай асоціюється з окремими хірургічними спеціальностями, тісно взаємодіє з внутрішньою медициною. Дійсно, багато пацієнтів внутрішніх хвороб можуть потребувати хірургічного втручання або перебувати в післяопераційному періоді. Для медсестри внутрішньої медицини розуміння хірургічних аспектів є фундаментальним для забезпечення оптимального догляду.

1. Взаємодія між внутрішньою медициною та хірургією :
   - **Передопераційні консультації**: огляд пацієнтів терапевтом перед операцією з метою виявлення основних медичних проблем або оптимізації передопераційних умов.
   - **Післяопераційний моніторинг**: моніторинг потенційних медичних ускладнень після операції.
2. Роль медичної сестри в хірургії:
   - **Передопераційна підготовка**: навчання пацієнта, збір анамнезу, підготовка шкіри, перевірка передопераційних аналізів та координація з хірургічною командою.
   - **Післяопераційний догляд**: моніторинг життєво важливих показників, знеболення, догляд за раною, рання мобілізація пацієнта та раннє виявлення ускладнень.
   - **Комунікація**: виступає сполучною ланкою між пацієнтом, хірургічною командою та лікарем-інтерністом.
3. Післяопераційні ускладнення:
   - **Серцево-судинні ускладнення**: інфаркт, аритмія, серцева недостатність.
   - **Респіраторні ускладнення**: пневмонія, ателектаз, тромбоемболія легеневої артерії.
   - **Ниркові ускладнення**: гостра ниркова недостатність, інфекції сечовивідних шляхів.

- **Інфекційні ускладнення**: інфекції операційного поля, сепсис.
4. Хірургія та мультипатологічні пацієнти :
- **Оцінка ризику**: Пацієнти з декількома супутніми захворюваннями можуть становити підвищений ризик під час операції.
- **Передопераційна оптимізація**: медикаментозне лікування, стабілізація хронічних захворювань та фізична підготовка.
5. Специфічні виклики у внутрішній медицині :
- **Позапланова хірургія**: надання невідкладної хірургічної допомоги пацієнтам, які вже були госпіталізовані за медичними показаннями.
- **Інформована згода**: забезпечення розуміння пацієнтом ризиків і переваг процедури, особливо якщо він має когнітивні порушення або інші складні медичні проблеми.
6. Важливість співпраці :
- **Мультидисциплінарна команда**: тісна співпраця між медсестрами, хірургами, анестезіологами та терапевтами для забезпечення комплексного догляду.
- **Міждисциплінарні консиліуми**: обговорення складних випадків для визначення найкращого хірургічного та медикаментозного підходу.

Хірургічне втручання є важливою частиною догляду за багатьма пацієнтами з внутрішніми захворюваннями. Для медсестер глибоке знання наслідків хірургічного втручання та тісна співпраця з хірургічною командою є важливими для забезпечення цілісного та оптимального догляду за пацієнтом.

Паліативна допомога.

Паліативна допомога відіграє важливу роль у внутрішній медицині. Вона спрямована на покращення якості життя пацієнтів та їхніх родин, які стикаються з наслідками потенційно смертельної хвороби, шляхом полегшення болю та фізичних, психологічних і духовних страждань. Для медичних сестер внутрішньої медицини оволодіння принципами паліативної допомоги має вирішальне значення.

1. Розуміння паліативної допомоги :
    - **Визначення та принципи**: Обговоріть філософію паліативної допомоги і те, чим вона відрізняється від лікувальної.
    - **Цілі паліативної допомоги**: полегшення болю, психологічна підтримка, духовність, збереження гідності та прийняття поінформованих рішень.
2. Медсестра паліативної допомоги:
    - **Цілісна оцінка**: розуміння пацієнта як єдиного цілого, включаючи фізіологічні, психологічні, соціальні та духовні аспекти.
    - **Лікування болю та інших симптомів**: фармакологічні та нефармакологічні методи для полегшення болю, задишки, тривоги та інших симптомів.
    - **Психологічна та духовна підтримка**: вислуховування, розрада, сприяння в обговоренні питань, пов'язаних з кінцем життя.
3. Комунікація в паліативній допомозі :
    - **Обговорення цілей догляду**: з'ясування побажань та вподобань пацієнта, передбачення медичних рішень наприкінці життя.
    - **Лагідна правда**: як говорити про кінець життя, не позбавляючи надії.
    - **Спілкування з сім'єю**: інтеграція сім'ї в процес догляду, надання підтримки та інформації.

4. Етичні виклики :

- **Терапевтична надмірність vs. відпускання**: пошук балансу між продовженням лікування та прийняттям кінця життя.
- **Попередні розпорядження**: важливість і роль розпоряджень щодо медичних рішень наприкінці життя.
- **Евтаназія та асистована самогубство**: відповіді на дебати та етичні наслідки в різних культурних та правових контекстах.

5. Підтримка команди по догляду за хворими:

- **Втома від співчуття**: розпізнавання та управління емоційним виснаженням, пов'язаним з паліативною допомогою.
- **Супервізія та самодопомога**: важливість рефлексії, підтримки однолітків та стратегій самозбереження.
- **Навчання та ресурси**: можливості для вдосконалення навичок і знань у сфері паліативної допомоги.

6. Еволюція паліативної допомоги :

- **Паліативна допомога вдома**: виклики та переваги догляду за пацієнтами поза межами лікарні.
- **Технології та паліативна допомога**: як інновації можуть підтримати паліативну допомогу.
- **Дослідження та розробки**: нові підходи, дослідження та протоколи для покращення паліативної допомоги.

У внутрішній медицині паліативна допомога має неоцінне значення для підтримки пацієнтів на пізніх стадіях їхньої хвороби. Медична сестра, як стрижень медичної команди, відіграє центральну роль у забезпеченні найкращої якості життя таких пацієнтів у найуразливіші моменти їхнього життя.

Розділ 5

ЕМОЦІЙНІ ВИКЛИКИ ТА ПСИХОЛОГІЧНУ ПІДТРИМКУ

Управління стресом і вигоряння.

Управління стресом і вигоранням є фундаментальним питанням у медичній галузі, особливо у внутрішній медицині, де інтенсивність догляду може бути підвищеною. Медичні сестри, які перебувають на передовій, особливо вразливі до цього. Проактивний підхід є дуже важливим, якщо вони хочуть забезпечити оптимальний догляд за пацієнтами, зберігаючи при цьому власне благополуччя.

1. Розпізнавання ознак стресу та вигорання :
   - **Фізичні симптоми**: хронічна втома, головний біль, безсоння, біль у м'язах.
   - **Емоційні симптоми**: дратівливість, відчуття пригніченості, тривога, депресія.
   - **Поведінкові симптоми**: соціальна замкнутість, зниження працездатності, уникнення завдань.
2. Розуміння причин :
   - **Робоче навантаження**: довгий і ненормований робочий день, багато обов'язків, брак ресурсів.
   - **Командна динаміка**: міжособистісні конфлікти, відсутність підтримки, проблеми з комунікацією.
   - **Емоційні фактори**: Інтенсивні зв'язки з пацієнтами, часті зіткнення зі стражданням і смертю.
3. Стратегії управління стресом :
   - **Техніки релаксації**: глибоке дихання, медитація, йога.
   - **Тайм-менеджмент**: визначення пріоритетності завдань, регулярні перерви, делегування повноважень, де це можливо.
   - **Професійні межі**: вміння сказати "ні", визнавати свої межі, просити про допомогу.
4. Профілактика вигорання :
   - **Баланс між роботою та особистим життям**: цінувати час поза роботою, відпочивати, мати хобі.

- **Професійна підтримка**: супервізія, дискусійні групи, тренінги з управління стресом.
- **Регулярне оцінювання**: самооцінка, зворотній зв'язок від колег, подальше спостереження у фахівця з психічного здоров'я, якщо необхідно.

5. Виховання стійкості :
- **Особиста рефлексія**: Зрозумійте власні тригери стресу, визнайте свої сильні та слабкі сторони.
- **Створіть мережу підтримки**: довірені особи, наставники, група рівних.
- **Безперервне навчання**: Підсилюйте свої навички, вивчайте нові методи управління стресом.

6. Важливість інституційної підтримки :
- **Програми благополуччя:** ініціативи зі створення закладів психічного здоров'я, групи підтримки.
- **Політика профілактики**: Визнання вигорання як організаційної проблеми та боротьба з ним.
- **Можливості для навчання**: воркшопи, семінари та тренінги з управління стресом та запобігання вигоранню.

7. Зовнішні ресурси :
- **Терапія**: пошук простору для обговорення професійних та особистих проблем.
- **Коучинг та наставництво**: скористайтеся порадами та досвідом інших професіоналів.
- **Професійні асоціації**: ресурси, семінари та спільноти підтримки.

У такому складному середовищі, як внутрішня медицина, медсестрам необхідно озброїтися стратегіями та ресурсами, щоб впоратися з щоденними викликами. Проактивне управління стресом і профілактика вигорання є важливими не лише для благополуччя медсестри, але й для забезпечення оптимального догляду за пацієнтом.

Важливість емпатії і спілкування.

Емпатія та комунікація є важливими стовпами у світі медицини, а особливо для медичних сестер внутрішньої медицини. Орієнтуючись у суті хвороб та емоцій, медсестра часто є першою контактною особою, сполучною ланкою між пацієнтом та рештою медичної команди. У цій динаміці здатність розуміти, відчувати і спілкуватися стає вирішальною.

Емпатія - це здатність поставити себе на місце іншої людини, сприйняти її почуття, увійти в її світ без осуду. У внутрішній медицині, де патології різноманітні і часто складні, і де пацієнти іноді завалені лавиною інформації та методів лікування, емпатія медсестри має вирішальне значення. Вона заспокоює і запевняє. Вона будує зв'язок довіри, роблячи пацієнта гравцем у власному одужанні.

Але одного лише співчуття недостатньо. Воно повинно супроводжуватися зрозумілою, точною і доречною комунікацією. Кожен пацієнт унікальний, зі своїм досвідом, культурою та страхами. Адаптація того, що ви говорите, вибір правильних слів дозволяє уникнути непорозумінь, заспокоює і навчає. Коли медсестри знаходять час, щоб пояснити лікування, відповісти на запитання або детально розповісти про процедуру, вони дають пацієнтам інструменти, необхідні для розуміння їхньої ситуації, співпраці та руху вперед.

Цей альянс між емпатією та комунікацією також формує стосунки з близькими пацієнта. У коридорах внутрішньої медицини сім'я і друзі тяжіють один до одного, хвилюються, сподіваються на новини, прагнуть зрозуміти. Співчуття медсестри може розвіяти їхні страхи, а її спілкування - освітити їхній шлях.

Але цей делікатний танець між емпатією та комунікацією на цьому не зупиняється. Він поширюється і на медичну команду. Розуміння потреб колеги, передбачення прохання, чітке донесення спостереження - все це полегшує командну роботу, робить догляд за пацієнтом більш плавним та ефективним.

Нарешті, окрім відчутних переваг, емпатія та спілкування збагачують самих медсестер. Вони дають їм змогу налагоджувати глибокі зв'язки, знаходити сенс у своїй роботі та переживати важкі дні. Вони нагадують їм, що за кожною медичною картою стоїть людина, з її надіями, страхами і мріями. І що кожна взаємодія, кожне слово, кожен жест має значення. У внутрішній медицині, як і скрізь, емпатія та комунікація - це не просто навички, це сама суть лікування.

Управління складними випадками : Пацієнти наприкінці життя.

Пацієнти наприкінці життя - це особливо емоційна і складна сфера внутрішньої медицини. Супровід цих людей в останні хвилини їхнього життя вимагає не лише клінічного досвіду, але й глибини людяності. Це час, коли якість життя, гідність і повага до побажань пацієнта мають першорядне значення.

Коли пацієнт вступає у фазу кінця життя, все змінюється. Терапевтичні цілі зміщуються від лікувального до паліативного підходу. Акцент робиться не на лікуванні, а на полегшенні болю, комфорті, благополуччі та психологічній підтримці. Йдеться про розуміння і прийняття того, що іноді не робити чогось так само важливо, як і робити, і що невпинне лікування не завжди в найкращих інтересах пацієнта.

Але цей період також позначений низкою емоційних та етичних викликів. Медичні сестри внутрішньої медицини часто стикаються зі складними рішеннями. Коли слід припинити лікування? Як підходити до дискусій про реанімацію, харчування чи штучну гідратацію? Як поважати бажання пацієнта, беручи до уваги медичні рекомендації та почуття родини? Ці дилеми вимагають уважного слухання, чіткої комунікації і, перш за все, великої емпатії.

Супроводжувати пацієнта наприкінці життя також означає бути свідком напружених моментів. Сльозливі прощання, жалі, примирення, моменти благодаті, коли життя і смерть об'єднуються в мовчазному танці. Саме в ці моменти медсестра відіграє важливу роль не лише як медична працівниця, але й як людина. Бути поруч, потиснути руку, посміхнутися, сказати розрадне слово - все це може мати вирішальне значення.

Також дуже важливо підтримувати сім'ю та близьких. Вони переживають період горя, розгубленості та тривоги. Направляючи їх, інформуючи, вислуховуючи і втішаючи, ми можемо допомогти їм пережити цей делікатний період, оплакувати і знайти сенс у своїй втраті.

Однак важливо усвідомлювати емоційний вплив на самих медсестер. Регулярний догляд за пацієнтами наприкінці життя може призвести до вигорання і навіть вікарної травми. Тому важливо піклуватися про себе, шукати підтримки, розпізнавати власні емоції та реагувати на них доброзичливо.

Догляд наприкінці життя - це нагадування про саму суть внутрішньої медицини: піклування про людину в усій її складності, зі співчуттям і гідністю. Це потужне нагадування про крихкість життя, а також про красу і глибину людських зв'язків.

Погані новини.

Говорити про погані новини в медичному контексті - це все одно, що зануритися в саму суть однієї з найделікатніших проблем професії. Будь то несподіваний діагноз, несприятливий прогноз або медичне ускладнення, повідомлення важких новин - це важке завдання, яке вимагає такту, співчуття і майстерності.

Перша реакція на погані новини - це шок. Слова ніби пливуть у повітрі, обтяжені значенням, створюючи ударну хвилю, яка отупляє розум пацієнта та його близьких. Для медсестри чи лікаря це часто повторювана реальність, але для людини, яка отримує новину, це особливий, руйнівний момент, який ділить життя на "до" і "після".

Тому повідомлення поганих новин вимагає ретельної підготовки. Важливо вибрати правильний час і місце, гарантувати конфіденційність і забезпечити, щоб пацієнта супроводжували, якщо це можливо. Важливе значення має тон, вибрані слова та чіткість інформації. Медичний працівник повинен прагнути бути одночасно фактологічним і співчутливим, уникати медичного жаргону, бути чесним і прозорим.

Спілкування передбачає більше, ніж просто передачу інформації. Вона передбачає активне слухання, сприйняття емоцій пацієнта, відповіді на його запитання та розвіювання його занепокоєння. Це обмін думками, діалог, де емоційна підтримка так само важлива, як і сама інформація.

Реакція на погані новини буває різною. Одні пацієнти можуть впадати в шок, інші - плакати, треті - ставити багато запитань, а четверті - хотіти, щоб їх залишили на самоті. Дуже важливо розпізнавати і поважати ці реакції. Медсестри повинні бути готові запропонувати підтримку, за потреби звернутися до додаткових ресурсів або просто бути поруч, пропонуючи плече, на яке можна спертися.

Важливо також залучити родину та близьких друзів. Вони відіграють вирішальну роль в емоційній підтримці пацієнта і повинні бути поінформовані, за згодою пацієнта, щоб вони могли найкращим чином супроводжувати свою близьку людину під час цього випробування.

Але крім пацієнта, погані новини також впливають на медичного працівника. Якщо не впоратися з цим емоційним навантаженням, воно може призвести до вигорання, почуття провини або смутку. Тому для медсестер життєво важливо піклуватися про себе, шукати підтримки у колег, супервізії або безперервної освіти.

Повідомляти погані новини - це значить орієнтуватися в каламутній воді людських емоцій, прагнучи внести ясність, підтримку і співчуття в один з найскладніших моментів життя. Це потужне нагадування про важливість людяності в медичній практиці.

Розділ 6

ПРОЦЕДУРИ ТА ПРОТОКОЛИ, СПЕЦИФІЧНІ ДЛЯ ВНУТРІШНЬОЇ МЕДИЦИНИ

Протоколи ізоляції та гігієни.

Протоколи ізоляції та гігієни є невід'ємною частиною лікарняного розпорядку і мають першорядне значення для забезпечення безпеки пацієнтів, медперсоналу та відвідувачів. Ці профілактичні заходи слугують не лише для запобігання поширенню внутрішньолікарняних інфекцій, а й для захисту вразливих пацієнтів з ослабленим імунітетом.

За своєю природою лікарня - це місце, де співіснує багато мікробів, бактерій і вірусів. Деякі пацієнти потрапляють до лікарні з інфекційними захворюваннями, тоді як інші можуть бути схильні до ризику зараження через свій стан здоров'я. У цьому контексті гігієна та ізоляція набувають особливого значення.

Гігієнічні протоколи охоплюють цілу низку практик. Миття рук - це перший і найголовніший захід. Доведено, що ефективне і регулярне миття рук значно знижує ризик передачі інфекції. Тому дуже важливо, щоб кожен член медичного персоналу, від лікарів до медсестер і санітарів, суворо дотримувався цього протоколу.
Інші гігієнічні заходи включають регулярне прибирання та дезінфекцію поверхонь, особливо в зонах підвищеного ризику, таких як операційні або палати інтенсивної терапії. Медичне обладнання, від простих стетоскопів до складних апаратів, також необхідно регулярно чистити та дезінфікувати.

Протоколи ізоляції застосовуються, коли відомо або підозрюється, що пацієнт є носієм заразної інфекції. Залежно від типу інфекції можуть знадобитися різні рівні ізоляції:

- **Контактна ізоляція:** при захворюваннях, що передаються через прямий контакт, наприклад, певні штами резистентних бактерій. Медичний персонал повинен носити рукавички та халати, коли контактує з пацієнтами.
- **Дихальна ізоляція:** при захворюваннях, що передаються повітряно-крапельним шляхом, таких як туберкульоз. Для входу в палату пацієнта потрібна маска.
- **Захисна ізоляція:** для пацієнтів з сильно ослабленою імунною системою, наприклад, після трансплантації кісткового мозку. Мета - захистити пацієнта від зовнішніх інфекцій.

Іноді ці протоколи можуть здаватися обмежувальними, і це правда, що перебування в ізоляції може бути самотнім і важким досвідом для пацієнта. Але важливо пам'ятати, що ці заходи вживаються для захисту всіх: пацієнта, медперсоналу та інших пацієнтів.

Суворе дотримання цих протоколів вимагає постійного навчання, обізнаності та пильності. Медичні сестри відіграють тут центральну роль, не лише забезпечуючи застосування цих заходів, але й інформуючи пацієнтів, їхні сім'ї та навіть своїх колег про їхню важливість.

Зрештою, протоколи ізоляції та гігієни є вираженням фундаментальної обіцянки медицини: "Primum non nocere", або "Перш за все, не нашкодь". У світі медицини, що постійно змінюється, де мікроби і бактерії еволюціонують і стають все більш стійкими, ця обіцянка є більш важливою, ніж будь-коли.

Управління внутрішніми надзвичайними ситуаціями: декомпенсація, шок тощо.

У контексті внутрішньої медицини медсестри часто перебувають на передовій лінії у виявленні та реагуванні на надзвичайні ситуації. Зіткнувшись з безліччю патологій і профілів пацієнтів, вони повинні бути готові до управління раптовими кризами, декомпенсаціями або шоковими станами. Ці ситуації вимагають швидких дій, клінічного досвіду та ефективної комунікації.

1. Раннє розпізнавання :
До того, як виникне невідкладна ситуація, ключовим є спостереження. Медсестри повинні вміти виявляти ледь помітні ознаки погіршення стану пацієнта. Зміни в життєво важливих показниках, свідомості, диханні або кольорі обличчя можуть бути індикаторами наближення невідкладного стану. Постійне навчання і досвід відіграють вирішальну роль у розвитку цієї навички спостереження.

2. Декомпенсація :
Декомпенсація - це загострення або погіршення хронічного захворювання. Наприклад, серцева декомпенсація може проявлятися раптовою задишкою, швидким збільшенням ваги через затримку рідини або підвищеною втомлюваністю. Медсестра повинна розпізнати ці ознаки, розпочати призначене лікування, наприклад, введення діуретиків, і швидко повідомити медичну бригаду.

3. Шокові стани :
Шок - це невідкладна медична ситуація, що характеризується недостатньою перфузією органів. Він може мати різне походження: геморагічний, кардіогенний, септичний тощо. Медсестри повинні

вміти визначити тип шоку, надати відповідну першу допомогу, наприклад, встановити венозний катетер і ввести розчини, а також попередити медичну бригаду.

4. Спілкування :

У будь-якій екстреній ситуації важливе значення має чітке і стисле спілкування. Медсестри повинні вміти швидко передавати відповідну інформацію лікарям, іншим медсестрам і, за необхідності, родині пацієнта. Ця інформація повинна бути фактологічною, зосередженою на життєво важливих показниках, симптомах, що спостерігаються, втручаннях, що проводяться, і реакції пацієнта.

5. Командна робота:

Невідкладна медична допомога - це командна робота. Кожен член команди, від лікаря до медсестри і санітара, відіграє свою роль. Ефективна координація, повага до ролей і взаємна довіра мають важливе значення для оптимального догляду за пацієнтом.

6. Посткризовий період:

Коли ситуація стабілізується, робота медсестри не припиняється. Вона повинна спостерігати за пацієнтом, щоб виявити будь-які ускладнення, переконатися, що всі процедури виконуються і що лікарі поінформовані про прогрес пацієнта. Крім того, може знадобитися дебрифінг, щоб проаналізувати ситуацію, обговорити, що пройшло добре, а що - погано, і визначити сфери, які потребують покращення.

Надання невідкладної допомоги у внутрішній медицині - це випробування для медсестер на майстерність, розсудливість і стійкість. Але завдяки належній підготовці, практичному досвіду та підтримці сильної команди, вони добре підготовлені, щоб впоратися з цими викликами і надавати пацієнтам допомогу найвищої якості.

Спостереження за хронічними пацієнтами.

Спостереження за хронічними пацієнтами є важливим аспектом внутрішньої медицини. Лікування хронічних захворювань, таких як діабет, гіпертонія і захворювання легенів, вимагає комплексного, орієнтованого на пацієнта підходу, що поєднує клінічний досвід, терапевтичну освіту і довгострокову підтримку. Медичні сестри відіграють центральну роль у цьому контексті.

1. Розуміння хвороби :
Перш ніж надавати ефективну допомогу пацієнту, медсестри повинні мати глибокі знання про захворювання, про яке йдеться. Це включає в себе патофізіологію, загальні симптоми, потенційні ускладнення та рекомендовані методи лікування.

2. Терапевтична освіта:
Одна з ключових ролей медсестер - інформувати пацієнтів про їхню хворобу та її лікування. Це може включати інформацію про прийом ліків, розпізнавання ознак декомпенсації або важливість відповідної дієти і способу життя. Мета полягає в тому, щоб зробити пацієнтів самостійними та активними учасниками у власному лікуванні.

3. Регулярний моніторинг :
Регулярний моніторинг дозволяє виявити будь-яке погіршення стану здоров'я або ускладнення на ранній стадії. На цих зустрічах медсестра оцінює ефективність лікування та наявність побічних ефектів, а також переконується, що пацієнт розуміє та дотримується призначеного лікування.

4. Координація медичної допомоги:
Часто за хронічним пацієнтом спостерігають кілька спеціалістів. Медсестри можуть відігравати центральну роль у координації цієї допомоги, забезпечуючи

безперебійну комунікацію між різними медичними працівниками та безперервність догляду.

5. Психологічна підтримка:

Життя з хронічним захворюванням може бути джерелом тривоги, розчарування або депресії для пацієнтів. Медсестри часто є першою особою, до якої звертається пацієнт, і тому дуже важливо, щоб вони могли запропонувати психологічну підтримку, вислухати його проблеми і, за необхідності, скерувати його до спеціаліста-професіонала.

6. Зміцнення здоров'я :

Окрім медикаментозного лікування, підхід до лікування хронічних захворювань часто передбачає зміну способу життя. Незалежно від того, чи це заохочення до фізичної активності, дієтичні поради чи відмова від куріння, медсестри відіграють активну роль у зміцненні здоров'я.

7. Терапевтична прихильність:

Одним із найбільших викликів у лікуванні хронічних захворювань є забезпечення того, щоб пацієнти продовжували дотримуватися режиму лікування. Медичні сестри, завдяки регулярному контакту з пацієнтами, перебувають на передовій у виявленні перешкод для дотримання пацієнтами режиму лікування і працюють з ними над їх подоланням.

Спостереження за хронічними пацієнтами є довготривалим завданням, що вимагає терпіння, емпатії та клінічного досвіду. Але це також дає медсестрам можливість побудувати тривалі стосунки зі своїми пацієнтами і підтримувати їх протягом усього шляху лікування, а кінцевою нагородою є покращення якості їхнього життя.

Розділ 7

ІНСТРУМЕНТИ ТА ТЕХНОЛОГІЇ У ВНУТРІШНІЙ МЕДИЦИНІ

Еволюція електронні медичні записи.

Розвиток електронних медичних записів (ЕМК) кардинально змінив спосіб надання, документування та управління медичними послугами. Ці цифрові системи замінили традиційні паперові записи, відкривши еру медичної точності, ефективності та інтероперабельності.

1. Від витоків до цифрової епохи :
Спочатку медичні записи були просто рукописними нотатками, часто розпорошеними між різними лікарями та лікарнями. Потреба в централізації та кращій організації призвела до поступового впровадження ЕМК, починаючи з 1960-х і 1970-х років, але їх використання стало широко розповсюдженим на початку 21-го століття.

2. Переваги ЕМР :
ЕМК принесли низку відчутних переваг. Вони підвищили ефективність завдяки зменшенню потреби в повторному введенні ідентичної інформації, сприяли кращій координації допомоги між різними постачальниками та мінімізували медичні помилки завдяки зрозумілості та доступності інформації.

3. Інтеграція та інтероперабельність :
З розвитком технологій електронні медичні картки стали інтегруватися з іншими системами, такими як фармацевтичні бази даних, лабораторії або системи медичної візуалізації. Така інтероперабельність спростила комунікацію та обмін даними між різними установами та медичними спеціальностями.

4. Розширені можливості :
З часом в ЕМК з'являються все більш просунуті функції, такі як виявлення взаємодій між лікарськими

засобами, нагадування про профілактику або моніторинг пацієнта, а також інструменти аналізу для підвищення якості медичної допомоги.

5. Виклики та проблеми :
Незважаючи на свої численні переваги, ЕМК не позбавлені проблем. Висловлюються занепокоєння щодо конфіденційності та безпеки даних, труднощів з інтероперабельністю між різними системами, а також необхідності постійного навчання медичного персоналу.

6. Майбутнє DME :
З розвитком штучного інтелекту і телемедицини електронні медичні картки стануть ще більш досконалими. Вони можуть включати інструменти предиктивного аналізу, забезпечувати моніторинг пацієнтів у режимі реального часу або адаптуватися до віртуальних консультацій.

7. Вплив на роль опікунів :
Перехід на цифрові технології вимагав від медичних працівників адаптації. Деякі з них згадували про відчуття віддаленості від пацієнта через цифровий інтерфейс, інші наголошували на можливостях, які ці інструменти надають для підвищення якості обслуговування.

Розвиток електронних медичних записів переосмислив сучасну медичну практику. Хоча вони створюють певні виклики, їхній потенціал для покращення догляду, координації та профілактики не викликає сумнівів. З розвитком технологій ЕМК, ймовірно, продовжуватимуть розвиватися і адаптуватися до мінливих потреб медичної галузі.

Використання специфічного медичного обладнання: моніторів, насосів тощо.

Використання спеціальних медичних приладів є фундаментальним аспектом сучасної медицини. Це обладнання, починаючи від моніторів і закінчуючи насосами, відіграє вирішальну роль у моніторингу, діагностиці та лікуванні пацієнтів. У контексті внутрішньої медицини, володіння цим обладнанням є важливим для медсестер.

1. Медичні монітори :
   - **Монітори життєво важливих показників:** вони відстежують основні параметри, такі як кров'яний тиск, пульс, насичення киснем і температуру, безперервно або через певні проміжки часу. Ці монітори дозволяють швидко виявляти відхилення та аномалії.
   - **Електрокардіограми (ЕКГ):** записують електричну активність серця, яка необхідна для виявлення аритмії або інших серцевих порушень.
   - **Монітори капнографії:** вимірюють рівень вуглекислого газу, що видихається, що особливо корисно під час седації або анестезії.
2. Насоси та інфузії :
   - **Інфузійні насоси:** використовуються для контрольованої та точної доставки ліків або розчинів. Контроль за їхньою роботою необхідний, щоб уникнути передозування або недозування.
   - **Насоси для ентерального харчування:** доставляють їжу безпосередньо в шлунок або кишечник пацієнтам, які не можуть їсти перорально.

- **Інсулінові помпи:** для хворих на діабет ці помпи доставляють точну кількість інсуліну, адаптовану до потреб пацієнта.

3. Дихальне обладнання :
- **Киснева терапія:** Пристрої, такі як носові канюлі або кисневі маски, використовуються для введення кисню пацієнтам, які цього потребують.
- **Апарати ШВЛ:** для пацієнтів, які не можуть дихати самостійно або потребують дихальної підтримки.

4. Діагностичне обладнання :
- **Спірометри:** вимірюють життєву ємність легенів і необхідні для діагностики таких захворювань, як астма або ХОЗЛ.
- **Тензіометри:** використовуються для вимірювання артеріального тиску - найважливішого показника здоров'я серцево-судинної системи.

5. Інше часто використовуване обладнання :
- **Дефібрилятори: необхідні в разі** зупинки серця, вони подають електричний розряд, щоб спробувати відновити нормальний серцевий ритм.
- **Медичні аспіратори:** використовуються для видалення виділень або інших рідин з дихальних шляхів.
- **Пульсометри:** вимірюють частоту серцевих скорочень і насичення киснем.

Для медсестер внутрішньої медицини дуже важливо опанувати це обладнання. Кожна одиниця обладнання вимагає спеціальної підготовки, як для використання, так і для обслуговування. Медсестри також повинні вміти інтерпретувати дані, що надаються цими пристроями, швидко діяти в разі виникнення аномалії та ефективно спілкуватися з медичною командою.

У наш технологічний вік медичне обладнання продовжує розвиватися, стаючи точнішим і функціональнішим. Тому медсестрам необхідно регулярно стежити за інноваціями, щоб гарантувати оптимальний і безпечний догляд за пацієнтами.

Телемедицина та її зростаюча роль.

Телемедицина - це форма медицини, яка використовує інформаційно-комунікаційні технології для надання медичної допомоги на відстані. В останні роки телемедицина зростає в геометричній прогресії, що зумовлено технологічним прогресом і мінливими потребами суспільства. Зараз вона є фундаментальною частиною сучасного медичного ландшафту.

1. Витоки телемедицини :
Перші форми телемедицини з'явилися з винаходом телефону. Лікарі змогли надавати консультації на відстані. З появою Інтернету та технологій відеоконференцій можливості значно розширилися.
2. Переваги телемедицини :
- **Доступ до медичної допомоги:** Це дозволяє пацієнтам, які знаходяться далеко або мають обмежену мобільність, отримати доступ до спеціалізованої медичної допомоги без необхідності подорожувати.
- **Зменшення витрат:** менша кількість поїздок, менша кількість госпіталізацій та швидший час реагування можуть призвести до значної економії.
- **Безперервність лікування:** Телемоніторинг дозволяє постійно спостерігати за хронічними пацієнтами та коригувати лікування в режимі реального часу.
3. Телемедичні процедури :
- **Телеконсультація:** пацієнт і лікар взаємодіють в режимі реального часу за допомогою відеоконференції.

- **Телемоніторинг:** дистанційний моніторинг життєвих показників пацієнта та інших медичних параметрів.
- **Телеекспертиза:** лікар запитує думку колеги-спеціаліста щодо конкретного випадку.

4. Роль медсестер:

Медсестри відіграють центральну роль у впровадженні телемедицини, особливо у віддаленому моніторингу. Вони навчають пацієнтів користуватися обладнанням, інтерпретують зібрані дані та попереджають лікарів про будь-які проблеми.

5. Виклики та етичні міркування :

- **Конфіденційність:** Забезпечення безпеки та конфіденційності даних має першорядне значення.
- **Навчання:** медичний персонал повинен бути навчений користуватися інструментами телемедицини.
- **Відносини між лікарем і пацієнтом:** підтримка довірчих стосунків, незважаючи на фізичну відстань.

6. Перспективи на майбутнє :

З розвитком штучного інтелекту та Інтернету речей телемедицина урізноманітнюється та інтенсифікується. Такі інструменти, як підключений годинник, можуть дозволити ще більш ретельний моніторинг пацієнтів.

Телемедицина переосмислює спосіб надання медичної допомоги. Вона пропонує нові можливості, але також і нові виклики. У цьому контексті, що швидко змінюється, роль медсестер як посередників між технологіями і пацієнтами є більш важливою, ніж будь-коли.

Розділ 8

ПРОФІЛАКТИКА ТА ГРОМАДСЬКОГО ЗДОРОВ'Я

Важливість вакцинації.

Вакцинація - одне з найважливіших і найефективніших досягнень медицини в сучасній історії. Вона запобігла незліченній кількості смертей і знизила поширеність багатьох інфекційних захворювань, які раніше сіяли хаос. Дослідження важливості вакцинації вимагає глибокого розуміння її переваг як для окремої людини, так і для суспільства.

1. Механізм вакцинації:
Вакцинація передбачає введення в організм ослабленого, інактивованого інфекційного агента або його частини з метою стимулювання імунної відповіді. Імунна система розпізнає цей агент як загрозу, виробляє антитіла для боротьби з ним, а потім запам'ятовує цю інформацію. Якщо людина згодом стикається з реальною хворобою, її імунна система готова до швидкої боротьби з нею.

2. Особистий захист :
- **Профілактика захворювань:** Вакцини захищають від багатьох потенційно серйозних і навіть смертельних захворювань.
- **Зменшення тяжкості:** навіть якщо вакцинована людина захворіє, тяжкість інфекції, як правило, зменшується.
- **Довічний захист:** деякі вакцини, введені в дитинстві, можуть забезпечити захист, який триває все життя.

3. Колективний імунітет :
Коли достатньо велика частка населення вакцинована, поширенню хвороби стає важко. Це захищає навіть тих, хто не може бути вакцинований, наприклад, людей з певними медичними протипоказаннями. Цей загальний захист відомий як колективний імунітет.

4. Викорінення хвороб:

Вакцинація дозволила повністю викорінити деякі хвороби. Найвідомішим прикладом є віспа, яку було оголошено викоріненою у 1980 році завдяки всесвітній кампанії вакцинації.

5. Зменшення витрат на охорону здоров'я :

Попередити хворобу за допомогою вакцинації набагато дешевше, ніж її лікувати. Вакцинація економить величезні суми на медичних витратах і витратах, пов'язаних із втратою продуктивності.

6. Безпека вакцин:

Хоча вакцини проходять ретельні клінічні випробування перед затвердженням, їхня безпека продовжує контролюватися і після того, як вони з'являються на ринку. Серйозні побічні ефекти трапляються вкрай рідко.

7. Суперечності та міфи :

На жаль, незважаючи на доведену користь, вакцини є предметом багатьох хибних уявлень і недовіри. Дуже важливо покладатися на достовірні наукові дані, щоб вирішити проблеми громадськості та забезпечити високий рівень охоплення вакцинацією.

Вакцинація - це потужний медичний інструмент, який трансформував систему охорони здоров'я. Вона рятує життя, захищає населення та зменшує тягар інфекційних захворювань. У сучасному контексті глобалізації та частих подорожей вакцинація залишається одним з найкращих засобів захисту від потенційних епідемій.

Профілактика захворювань не передається.

Неінфекційні захворювання (НІЗ) охоплюють широкий спектр станів, які не викликані безпосередньою інфекцією. До них належать, зокрема, хвороби серця, інсульт, діабет, рак і хронічні респіраторні захворювання. Враховуючи, що неінфекційні захворювання є причиною переважної більшості смертей у всьому світі, їх профілактика є основним питанням громадського здоров'я. Ключ до її вирішення лежить в площині обізнаності, освіти та впровадження здорового способу життя.

1. Розуміння основних причин:

НІЗ часто мають багатофакторне походження, але деякі поширені причини включають неправильні харчові звички, недостатню фізичну активність, куріння, надмірне вживання алкоголю та вплив шкідливих факторів навколишнього середовища.

2. Важливість збалансованого харчування:

Здорове харчування має важливе значення для профілактики неінфекційних захворювань. Це включає в себе вживання фруктів і овочів, обмеження насичених і трансжирів, зменшення споживання солі і цукру, а також надання переваги необробленим продуктам.

3. Сприяння фізичній активності:

Регулярна фізична активність знижує ризик деяких неінфекційних захворювань, включаючи хвороби серця, діабет 2 типу та деякі види раку. Рекомендується щонайменше 150 хвилин помірної фізичної активності на тиждень.

4. Припинення куріння:

Куріння є основним фактором ризику неінфекційних захворювань, якому можна запобігти. Програми відмови від куріння та інформаційні кампанії можуть допомогти зменшити поширеність куріння.

5. Помірне споживання алкоголю:

Надмірне вживання алкоголю може збільшити ризик серцевих захворювань, цирозу печінки та деяких видів раку. Тому важливо пропагувати відповідальне вживання алкоголю.

6. Запобігання шкідливому впливу:

Це може включати зменшення впливу забруднювачів повітря, небезпечних хімічних речовин або шкідливого випромінювання.

7. Скринінг та раннє виявлення:

Регулярні медичні огляди та скринінги можуть допомогти виявити ранні ознаки неінфекційних захворювань, що уможливить раннє втручання та краще управління хворобою.

8. Освіта та обізнаність:

Важливо інформувати громадськість про ризики, пов'язані з неінфекційними захворюваннями, та пропагувати вибір здорового способу життя. Інформаційні кампанії, освітні програми та доступ до достовірної інформації відіграють вирішальну роль.

9. Роль державної політики:

Добре продумана політика може сприяти створенню середовища, яке підтримує профілактику неінфекційних захворювань. Це може включати регулювання реклами тютюну, податки на солодкі напої або покращення інфраструктури для заохочення фізичної активності.

10. Підтримка громади:

Громади можуть відігравати життєво важливу роль у створенні середовища, яке підтримує здоровий вибір, наприклад, зелені зони для фізичних вправ, місцеві фермерські ринки або програми з відмови від куріння.

Профілактика неінфекційних захворювань вимагає комплексного підходу, що поєднує індивідуальні, громадські та політичні зусилля. Підвищення рівня обізнаності та впровадження здорової поведінки може значно зменшити тягар цих захворювань для окремих людей і суспільства в цілому.

Медична освіта.

Просвіта з питань здоров'я - це процес, спрямований на те, щоб дати можливість людям набути знань, навичок і ставлення, необхідних для прийняття поінформованих рішень щодо свого здоров'я. Це включає розуміння того, як вибір способу життя, поведінка та навколишнє середовище впливають на здоров'я, а також здатність діяти на випередження для покращення та підтримки оптимального стану благополуччя. Медична освіта відіграє важливу роль у пропаганді здорового способу життя та профілактиці захворювань.

1. Основи медико-санітарної освіти :
   Цілі: Медична освіта має на меті покращити знання, змінити ставлення та позитивно вплинути на поведінку, пов'язану зі здоров'ям.
   Принципи: Заснована на фактичних даних, вона повинна бути адаптована до віку, культури та рівня освіти людей.
2. Охоплені теми :
   - Харчування та здорове харчування
   - Фізична активність
   - Особиста гігієна
   - Психічне здоров'я та емоційне благополуччя
   - Профілактика залежностей (тютюну, алкоголю, наркотиків)
   - Репродуктивне здоров'я та сексуальність
   - Безпека та запобігання нещасним випадкам
3. Методології :
   Партисипативний підхід: активне залучення учасників до процесу навчання.
   Практичні демонстрації: показують конкретні техніки або навички.
   Групові дискусії: обмін досвідом та ідеями.

- **Кейс-стаді:** Аналіз реальних життєвих ситуацій, щоб навчитися на них.
- **Мультимедіа:** використовуйте відео, додатки або навчальні ігри, щоб зробити навчання більш цікавим.

4. Важливість оцінювання :

Регулярне оцінювання ефективності програм з питань здоров'я має важливе значення для забезпечення того, щоб вони відповідали потребам учасників і досягали поставлених цілей.

5. Виклики медичної освіти :
- Боротьба з дезінформацією та міфами про здоров'я.
- Адаптація програм до широкого кола аудиторій.
- Забезпечення доступності інформації для всіх.

6. Просвіта з питань здоров'я в різних контекстах :
- **Школи:** включити медичну освіту до шкільних програм.
- **Громади:** організовувати воркшопи та семінари для підвищення обізнаності місцевого населення.
- **Лікарні та клініки:** надання інформації пацієнтам щодо управління своїм здоров'ям та хворобами.
- **Робочі місця:** сприяння здоров'ю та благополуччю працівників.

7. Еволюція медичної освіти :

З появою Інтернету та соціальних мереж доступ до інформації про здоров'я став ширшим, ніж будь-коли. Однак це також створює ризик дезінформації. Тому освітяни з питань здоров'я повинні бути на передовій технологій, зберігаючи при цьому критичний, науково обґрунтований підхід.

8. Важливість співпраці :

Просвіта з питань здоров'я є найбільш ефективною, коли вона здійснюється у співпраці з іншими учасниками, такими як медичні працівники, освітяни, особи, які приймають політичні рішення, та громади.

Просвіта з питань здоров'я є потужним інструментом, який дає людям змогу взяти під контроль своє здоров'я та благополуччя. Вона вимагає багатовимірного підходу, адаптованого до потреб кожної людини, і повинна постійно оновлюватися, щоб залишатися актуальною в нашому швидкозмінному світі.

Розділ 9

ПОШИРЕНІ ПАТОЛОГІЇ У ВНУТРІШНІЙ МЕДИЦИНІ

Аутоімунні захворювання.

Аутоімунні захворювання - це складні стани, при яких імунна система, яка зазвичай покликана захищати організм від інфекцій та інших зовнішніх загроз, обертається проти себе, атакуючи здорові тканини та органи. Таке зловживання імунною системою може мати руйнівні наслідки, впливаючи практично на будь-який орган або систему організму.

1. Розуміння аутоімунних захворювань:
   - **Як працює імунна система:** За нормальних обставин імунна система розпізнає і знищує патогени, одночасно толерантно ставлячись до компонентів власного організму. При аутоімунних захворюваннях ця відмінність розмита.
   - **Антигени проти самоантигенів: Хоча** чужорідні антигени зазвичай викликають імунну відповідь, самоантигени, які є частиною нашого "я", також можуть стати мішенню.
2. Поширені типи аутоімунних захворювань:
   - Ревматоїдний артрит: вражає суглоби.
   - **Системний червоний вовчак:** може вражати багато органів.
   - **Розсіяний склероз:** вражає центральну нервову систему.
   - **Діабет 1 типу:** руйнування бета-клітин підшлункової залози призводить до нестачі інсуліну.
   - **Целіакія:** реакція на гліадин, компонент глютену.
   - Тиреоїдит Хашимото: вражає щитовидну залозу.
   - **Синдром Шегрена:** вражає екзокринні залози, особливо ті, що виробляють сльози і слину.
3. Причини та фактори ризику :
   - **Генетика:** сімейний анамнез може підвищити ризик.

- **Навколишнє середовище:** Вірусні інфекції, певні ліки та інші фактори навколишнього середовища можуть викликати аутоімунні захворювання у схильних до них людей.
- **Гормони:** частіше страждають жінки, що свідчить про роль статевих гормонів.

4. Симптоми та діагностика :
- Симптоми дуже різняться залежно від захворювання та уражених органів. Однак, втомлюваність, біль у суглобах та запалення є загальним явищем.
- Діагноз ставиться на основі клінічних симптомів, аналізів крові (на наявність аутоантитіл) та іноді біопсії тканин.

5. Лікування та менеджмент:
- **Імунодепресанти:** препарати, які знижують активність імунної системи.
- **Симптоматичне лікування:** наприклад, протизапальні засоби для зменшення болю.
- **Цільова терапія:** ліки, які впливають на певні шляхи в імунній системі.
- **Терапевтичне навчання:** пацієнти вчаться керувати своєю хворобою та розпізнавати ознаки рецидиву.

6. Дослідження та майбутнє :
Прогрес у розумінні цих захворювань постійно зростає, що призводить до появи нових методів лікування та більш персоналізованих терапевтичних підходів.

Аутоімунні захворювання є викликом як для медичних працівників, так і для пацієнтів. Дослідження та мультидисциплінарне лікування є важливими для покращення якості життя людей, які страждають на ці захворювання, та для досягнення прогресу в лікувальних рішеннях.

Порушення обміну речовин.

Метаболічні розлади охоплюють широкий спектр патологій, що виникають через порушення метаболізму, тобто процесів, за допомогою яких наш організм виробляє, використовує або зберігає енергію. Ці захворювання можуть бути спадковими, зумовленими генетичним дефектом, або набутими, внаслідок впливу факторів навколишнього середовища, дієти або інших хвороб.

1. Вступ до метаболізму :
   - **Визначення метаболізму:** всі хімічні реакції, які відбуваються в клітині або організмі для виробництва енергії та побудови або розщеплення молекул.
   - **Катаболізм проти анаболізму:** Катаболізм розщеплює великі молекули для отримання енергії, тоді як анаболізм використовує цю енергію для побудови складних молекул.
2. Загальні метаболічні порушення:
   - **Діабет:** порушення регуляції рівня цукру в крові, головним чином через дефіцит або резистентність до інсуліну.
   - **Гіперхолестеринемія:** надмірна концентрація холестерину в крові, часто пов'язана з дієтою або генетичними факторами.
   - **Подагра:** накопичення сечової кислоти в крові, яка може кристалізуватися в суглобах.
   - **Спадкові захворювання обміну речовин:** наприклад, фенілкетонурія, нездатність метаболізувати амінокислоту фенілаланін.
3. Причини порушення обміну речовин:
   - **Генетичні фактори:** генетичні мутації можуть впливати на ключові ферменти, порушуючи метаболічні шляхи.

Фактори навколишнього середовища: дієта, недостатня фізична активність, вплив певних токсичних речовин.

Взаємодія з іншими лікарськими засобами: деякі препарати можуть впливати на метаболізм.

4. Симптоми та діагностика :

Симптоми значно відрізняються залежно від конкретного розладу і можуть включати втому, біль, збільшення або зменшення ваги, шкірні аномалії тощо.

Для діагностики метаболічних порушень зазвичай використовують аналізи крові, сечі та іноді генетичні тести.

5. Лікування та менеджмент:

Дієтичні втручання: деякі розлади вимагають суворої дієти, щоб уникнути певних поживних речовин.

Ліки: для регулювання метаболізму, наприклад, пероральні гіпоглікемічні препарати або інсулін при діабеті.

Ферментна терапія: у деяких випадках можливе постачання дефіцитного ферменту.

6. Профілактика та освіта:

Збалансоване харчування, регулярні фізичні вправи та обмеження впливу токсинів можуть допомогти запобігти багатьом метаболічним розладам.

Пацієнти зі спадковими порушеннями обміну речовин часто отримують користь від терапевтичної освіти, щоб контролювати свій стан.

7. Дослідження та перспективи на майбутнє:

Досягнуто значного прогресу в розумінні молекулярних і генетичних основ метаболічних розладів. Генна терапія, біотехнології та краще розуміння метаболічних шляхів відкривають захоплюючі можливості для більш цілеспрямованого та ефективного лікування.

Метаболічні розлади - це велика і різноманітна галузь медицини, що вимагає специфічного лікування. З розвитком досліджень і технологій є надія, що в майбутньому багато метаболічних розладів можна буде краще лікувати або навіть вилікувати.

Інфекційні та тропічні захворювання.

Інфекційні та тропічні хвороби - це велика група патологій, спричинених інфекційними агентами, такими як бактерії, віруси, паразити та грибки. Багато тропічних хвороб характерні для певних регіонів світу, як правило, жарких і вологих. Ці хвороби часто пов'язані з несприятливими соціально-економічними умовами, проблемами гігієни та відсутністю надійних систем охорони здоров'я.

1. Вступ до інфекційних хвороб :
   - **Передача:** шляхи передачі можуть бути різними: повітряно-крапельним шляхом, через воду, їжу, комах, статевий контакт, кров.
   - **Основні збудники інфекцій:** бактерії, віруси, паразити, грибки.
2. Основні тропічні хвороби :
   - **Малярія:** передається через укус інфікованих комарів, характеризується нападами лихоманки та ознобу.
   - **Денге:** ще одна хвороба, що переноситься комарами, викликає високу температуру і біль у м'язах та суглобах.
   - **Жовта лихоманка:** потенційно смертельне вірусне захворювання, яке також передається комарами.
   - **Сонна хвороба:** викликається паразитами, що передаються мухою цеце.

3. Недавні епідемії :

- **Ебола:** дуже заразний і часто смертельний вірус.
- **Зіка: цей** вірус, як правило, є доброякісним у дорослих, але може спричинити вроджені дефекти у плода, якщо інфікована вагітна жінка.

4. Діагностика та симптоми :

- Симптоми сильно відрізняються від однієї хвороби до іншої. Вони можуть включати лихоманку, шкірні висипання, біль у м'язах і суглобах.
- Діагноз, як правило, базується на аналізах крові, зразках або посівах.

5. Обробка :

- **Протипаразитарні препарати: для лікування** таких захворювань, як малярія.
- **Антибіотики:** для лікування бактеріальних інфекцій.
- **Щеплення:** деякі з них, наприклад, від жовтої лихоманки, необхідні для подорожей у певні регіони.

6. Профілактика :

- Захист від комарів (москітні сітки, репеленти, відповідний одяг).
- Вакцинація від певних захворювань.
- Доступ до питної води та належних санітарних умов.

7. Поточні виклики :

- **Стійкість до ліків:** Наприклад, деякі штами малярії зараз стійкі до стандартного лікування.
- **Швидка урбанізація:** підвищує ризик поширення хвороб.
- **Зміна клімату:** це може розширити ареали проживання переносників, таких як комарі.

8. Дослідження та перспективи на майбутнє:

Для боротьби з цими захворюваннями постійно ведуться пошуки нових ліків і вакцин. Телемедицина і використання технологій для моніторингу та прогнозування епідемій також зростають.

Інфекційні та тропічні хвороби залишаються серйозною проблемою для світової охорони здоров'я, особливо в регіонах з обмеженими ресурсами. Поєднання досліджень, освіти, профілактики та покращення інфраструктури є необхідним для зменшення впливу цих хвороб.

Розділ 10

ЦІЛІСНІ ПІДХОДИ ТА ВЗАЄМОДОПОВН ЮЮЧИМИ

Альтернативні методи лікування у внутрішній медицині.

Альтернативні методи лікування, також відомі як комплементарна і нетрадиційна медицина (НАМ), відносяться до широкого спектру практик і методів лікування, які не є частиною традиційної медицини, але використовуються як доповнення або альтернатива до неї. У внутрішній медицині ці підходи можуть використовуватися для лікування або полегшення різноманітних симптомів чи станів.

1. Вступ до альтернативних методів лікування :
   - **Визначення та диференціація:** чим ці методи лікування відрізняються від традиційної медицини?
   - **Переваги та ризики:** чому деякі пацієнти та лікарі звертаються до цих методів?
2. Фітотерапія:
   - **Використання лікарських рослин:** наприклад, звіробій для лікування легкої депресії або гінкго білоба для покращення пам'яті.
   - **Доступні форми:** настоянки, порошки, капсули, настої.
3. Акупунктура:
   - **Основні принципи:** балансування ци або життєвої енергії через певні точки на тілі.
   - **Застосування:** Лікування болю, головного болю, підвищеного артеріального тиску.

4. Гомеопатія:
   - **Теорія "подібне лікує подібне":** використання речовин, які викликають симптоми у здорової людини, для лікування таких же симптомів у пацієнта.

- **Розведення та потенціювання:** Ліки часто дуже сильно розбавляють.

5. Хіропрактика:
- **Зосередьтеся на хребті:** ручні регулювання для лікування проблем опорно-рухового апарату.
- **Застосування Біль у** спині, головний біль, біль у суглобах.

6. Техніки медитації та релаксації :
- **Медитація усвідомленості, йога, тай-чи:** для зменшення стресу та покращення загального самопочуття.
- **Застосування:** гіпертонія, афективні розлади, розлади сну.

7. Підходи до харчування :
- **Спеціальні дієти:** наприклад, середземноморська дієта для здоров'я серця або протизапальні дієти.
- **Добавки :** Вітаміни, мінерали, незамінні жирні кислоти.

8. Інтеграція альтернативних методів лікування:
- **Холістичний підхід: врахування** всього пацієнта: фізичного, емоційного та соціального.
- **Спілкування з лікарями:** обговорення переваг і ризиків цих методів лікування, переконання, що вони не заважають традиційному лікуванню.

9. Дослідження та докази :
- **Рівень доказовості:** хоча деякі методи лікування були детально вивчені, іншим бракує переконливих доказів.
- **Критика і суперечки:** Скептицизм щодо ефективності та безпеки певних методів лікування.

Хоча альтернативні методи лікування пропонують додаткові можливості для ведення пацієнта, важливо, щоб ці методи використовувалися розумно, як доповнення до традиційної медичної допомоги та після консультації з лікарем.

Важливість харчування.

Дієтологія, як наука про їжу та її вплив на здоров'я, відіграє центральну роль у підтримці нашого добробуту, профілактиці багатьох захворювань та допомозі в лікуванні. У сфері внутрішньої медицини розуміння харчування має вирішальне значення, оскільки воно безпосередньо впливає на розвиток багатьох патологічних станів.

Суть харчування:
Харчування - це не просто акт прийому їжі, а забезпечення нашого організму необхідними елементами (поживними речовинами), які потрібні йому для нормального функціонування. Це білки, вуглеводи, жири, вітаміни, мінерали та вода.

1. Харчування та профілактика:

- **Серцево-судинні захворювання:** збалансована дієта, багата на фрукти, овочі та омега-3 жирні кислоти, може знизити ризик серцевих захворювань.
- **Діабет:** дотримання збалансованої дієти допомагає регулювати рівень цукру в крові та запобігати діабету 2 типу.
- **Остеопороз:** Дієта, багата на кальцій і вітамін D, необхідна для здоров'я кісток.

2. Харчування та імунна система:
Харчування відіграє ключову роль у зміцненні імунної системи. Мікроелементи, такі як вітаміни C і E, цинк та антиоксиданти, необхідні для оптимального імунітету.

3. Вага і метаболізм :

- **Ожиріння:** незбалансоване харчування, багате на цукор і насичені жири, є основною причиною ожиріння.
- **Метаболічні розлади:** дисбаланс харчування може призвести до таких станів, як гіпотиреоз.

4. Харчування в процесі одужання:
Пацієнти, які одужують, мають особливі потреби в харчуванні для підтримки відновлення тканин, боротьби з інфекцією та відновлення енергії.

5. Недоїдання та авітамінози:
При певних захворюваннях організм не може засвоювати поживні речовини належним чином, що призводить до їх дефіциту, який може погіршити перебіг хвороби.

6. Розлади харчової поведінки:
Внутрішня медицина також лікує розлади харчової поведінки, такі як анорексія або булімія, де харчування лежить в основі як проблеми, так і рішення.

7. Психологічні аспекти харчування :
Харчування - це не лише фізична справа. На вибір їжі можуть впливати настрій, стрес та інші психологічні фактори.

8. Взаємодія ліків :
Деякі ліки можуть взаємодіяти з їжею, впливаючи на їх всмоктування або ефективність. Розуміння цих взаємодій має вирішальне значення у внутрішній медицині.

9. Персоналізоване харчування:
З розвитком генетики медицина рухається до більш персоналізованого підходу, включаючи харчування, засноване на генетичному профілі людини.

Важливість харчування у внутрішній медицині незаперечна. Воно впливає на профілактику, розвиток, лікування та виліковування багатьох захворювань. Тому глибоке розуміння харчування має важливе значення для всіх медичних працівників.

Знеболення.

Лікування болю є однією з основних проблем у внутрішній медицині, враховуючи значний вплив болю на якість життя пацієнта. Боротьба з болем вимагає комплексного підходу, оскільки він може бути багатофакторним, поєднуючи фізіологічні, психологічні та соціальні елементи.

1. Розуміння болю :
   - **Визначення та види:** Розрізняють гострий і хронічний біль, ноцицептивний і невропатичний біль.
   - **Механізми болю:** як тіло сприймає, передає і реагує на біль.
2. Оцінка болю:
   - **Оціночні шкали:** такі інструменти, як візуальна аналогова шкала (ВАШ) для кількісної оцінки болю.
   - **Історія:** Зберіть інформацію про тривалість, місцезнаходження, тип і фактори, що провокують або пом'якшують ситуацію.
3. Фармакологічні підходи :
   - **Анальгетики:** парацетамол, нестероїдні протизапальні препарати (НПЗП), опіоїди.
   - **Допоміжні ліки:** Антидепресанти, протисудомні препарати, міорелаксанти, при певних специфічних болях.
   - **Міркування:** Зважте переваги та ризики, особливо з такими препаратами, як опіоїди.
4. Немедикаментозні методи лікування:
   - **Фізіотерапія:** вправи, ультразвук, мануальна терапія.
   - **Когнітивно-поведінкова терапія:** допомагає пацієнтам змінити своє сприйняття болю.
   - **Техніки релаксації:** медитація, глибоке дихання, біологічний зворотній зв'язок.

- **Інтервенційні процедури:** нервові блокади, ін'єкції, нейростимуляція.

5. Хронічний біль:
   - **Складність:** Визнання психологічного, емоційного та фізичного впливу.
   - **Мультидисциплінарні підходи:** поєднання медикаментозного, фізичного та психологічного лікування.

6. Лікування болю у специфічних групах населення :
   - **Пацієнти похилого віку:** Міркування щодо метаболізму ліків та поліпрагмазії.
   - **Пацієнти з хронічними захворюваннями:** наприклад, біль, пов'язаний з артритом або раком.
   - **Діти:** Оцінка та лікування відповідно до віку.

7. Виклики управління болем :
   - **Резистентність до лікування:** пошук рішень, коли біль не піддається звичайним методам лікування.
   - **Залежність та передозування:** особливо при вживанні опіоїдів.
   - **Культурні міркування:** Повага і розуміння того, як різні культури сприймають і виражають біль.

8. Майбутнє управління болем :
   - **Дослідження:** розробка нових препаратів, методик та підходів.
   - **Телемедицина:** віддалене управління, додатки та цифрові інструменти.

Лікування болю - це складна галузь внутрішньої медицини, що постійно розвивається. Ефективне лікування вимагає поєднання підходів, адаптованих до кожного пацієнта, з урахуванням характеру і вираженості болю, а також його індивідуальних потреб та уподобань.

Розділ 11

РОБОЧЕ СЕРЕДОВИЩЕ

Безпека та запобігання нещасним випадкам.

Безпека та запобігання нещасним випадкам мають першорядне значення в медичному контексті, особливо у внутрішній медицині. Забезпечення безпечного середовища не тільки зберігає здоров'я і благополуччя пацієнтів, але й захищає медичний персонал від потенційних ризиків.

1. Розуміння ризиків :
   Характер ризиків: фізичні, хімічні, біологічні, радіологічні.
   Джерела ризику: медичне обладнання, електроприлади, інфекційні агенти, ліки, самі пацієнти.
2. Профілактичні заходи :
   Навчання персоналу: регулярні курси з безпеки, жестів і поз, поводження з медичним обладнанням.
   Суворі протоколи: Встановлені процедури для кожної операції, від простого відбору зразків до складних хірургічних втручань.
3. Фізична безпека пацієнтів:
   Профілактика падінь: Розміщення меблів, неслизькі підлоги, допоміжні засоби для пересування.
   Безпека в ліжку: використання бар'єрів, регулярний нагляд, сигналізація.
4. Безпечне поводження з лікарськими засобами :
   Зберігання: безпечні шафи, обмежений доступ.
   Застосування: Подвійна перевірка, використання автоматизованого обладнання для уникнення передозування.

5. Медичне обладнання та безпека :
- **Обслуговування:** регулярні перевірки, оновлення та заміна за необхідності.
- **Використання:** Спеціальне навчання для кожної одиниці обладнання, дотримання інструкцій.

6. Профілактика інфекцій:
- **Сувора гігієна:** миття рук, носіння рукавичок, масок і окулярів.
- **Ізоляція:** заразні пацієнти в одномісних палатах, спеціальні протоколи для високоінфекційних захворювань.

7. Поводження з медичними відходами :
- **Сортування:** за типом відходів (гострі, інфекційні, хімічні).
- **Утилізація:** спалювання, спеціальна обробка для певних видів відходів.

8. Запобігання медичним помилкам :
- **Комунікація:** заохочення діалогу між професіоналами, забезпечення передачі інформації.
- **Медична документація:** регулярно оновлюється, легкий доступ для медперсоналу.

9. Планування на випадок надзвичайних ситуацій :
- **Сценарії:** Визначте потенційні надзвичайні ситуації (пожежі, евакуації, напади).
- **Відповіді:** Протоколи дій, командні тренінги, регулярні навчання.

10. Культура безпеки :
- **Зворотний зв'язок:** Аналізуйте інциденти, навіть незначні, щоб вчитися на них.
- **Активне просування:** заохочення проактивного ставлення до безпеки, коли кожен співробітник відчуває свою відповідальність.

У внутрішній медицині, як і в усіх інших галузях медицини, безпека та запобігання нещасним випадкам є центральними. Завдяки впровадженню суворих протоколів, регулярному навчанню персоналу та впровадженню культури, в якій цінується безпека, можна значно знизити ризики, що принесе користь усім.

Структура послуг внутрішня медицина.

Планування відділень внутрішньої медицини має важливе значення для забезпечення оптимального догляду за пацієнтами та безперебійного робочого процесу для медичної команди. Окрім задоволення складних медичних потреб пацієнтів, таке планування повинно сприяти співпраці між медичними працівниками, забезпечуючи при цьому безпеку і благополуччя пацієнтів і персоналу.

1. Зона прийому та оцінки :
   - **Приймальня:** теплий прийом пацієнтів та їхніх родин.
   - **Консультаційні кабінети:** добре освітлені приміщення, обладнані для проведення первинної оцінки.
2. Палати для пацієнтів:
   - **Забезпечення:** Забезпечення приватності з одночасним дозволом на медичний нагляд.
   - **Зручності :** Медичні ліжка, монітори, кисневі точки та інші необхідні речі.
   - **Комфорт:** достатнє освітлення, меблі для відвідувачів, можливості кастомізації.
3. Спеціалізовані зони догляду :
   - **Ізолятори:** Для інфекційних пацієнтів або пацієнтів з ослабленим імунітетом.
   - **Відділення інтенсивної терапії:** Для пацієнтів, які потребують підвищеного моніторингу.

4. Робочі зони для персоналу :
- **Пункти догляду:** спеціальні приміщення для приготування ліків, ведення документації та координації догляду.
- **Кімнати відпочинку:** місця, де співробітники можуть відпочити та відновити сили.

5. Процедурні та оглядові кабінети :
- **Найсучасніше обладнання:** Для різноманітних процедур, від гастроскопії до люмбальної пункції.
- **Планування:** легкий доступ, логічний робочий процес.

6. Тренінгові та переговорні кімнати :
- **Конференц-зали:** для тренінгів, командних зустрічей та обговорень з сім'ями.
- **Техніка:** аудіовізуальне обладнання, дошка, підключення до Інтернету.

7. Зони гігієни та стерилізації :
- **Вбиральні:** Для миття та дезінфекції рук.
- **Зони стерилізації:** Для медичних інструментів.

8. Місце для зберігання:
- **Аптека:** безпечне зберігання лікарських засобів.
- **Зберігання обладнання:** організоване зберігання медичних препаратів, витратних матеріалів та обладнання.

9. Зони очікування :
- **Комфорт:** зручні сидіння, відволікаючі фактори, такі як журнали або екрани.
- **Інформація: Інформаційні** табло, екрани, що показують стан пацієнта або важливі оголошення.

10. Допоміжні установки :
- **Кафетерії та їдальні:** для пацієнтів, їхніх родин та персоналу.
- **Зелені насадження або внутрішні дворики:** для відпочинку на свіжому повітрі, хвилини релаксації.

Дизайн відділень внутрішньої медицини повинен бути продуманим, щоб відповідати унікальним потребам цієї спеціальності. Це баланс між створенням цілющого середовища для пацієнтів і забезпеченням функціонального простору для персоналу. Зосереджуючись на комфорті, безпеці та ефективності, відділення внутрішньої медицини може забезпечити якісне лікування, сприяючи при цьому добробуту всіх його мешканців.

Виклики мобільності пацієнтів та ергономічність для персоналу.

Мобільність пацієнта та ергономіка персоналу є важливими елементами у внутрішній медицині або в будь-якому медичному середовищі. Вони впливають не лише на благополуччя та безпеку пацієнтів, але й на комфорт, ефективність та довготривале здоров'я медперсоналу.

Мобільність пацієнта:
Рухливість відіграє ключову роль у відновленні. У пацієнтів, які занадто довго прикуті до ліжка, може розвинутися цілий ряд ускладнень, включаючи пролежні, атрофію м'язів і тромбоз глибоких вен.
1. Виклики :
   - **Фізичні обмеження:** певні захворювання можуть обмежувати рухливість через біль, слабкість або неврологічні розлади.
   - **Безпека:** ризик падінь може перешкоджати співробітникам заохочувати мобільність.
   - **Брак обладнання:** Таке обладнання, як ходунки або інвалідні візки, може бути недостатнім або непридатним.

- **Навколишнє середовище:** обмежений або захаращений простір може перешкоджати пересуванню.

Ергономіка для персоналу:

Ергономіка - це те, як працівники взаємодіють зі своїм робочим середовищем. Погана ергономіка може призвести до травм, втоми та інших проблем зі здоров'ям.

2. Виклики:

- **Поводження з пацієнтами: Підняття**, переміщення або допомога пацієнтам можуть бути фізично важкими і підвищувати ризик травм опорно-рухового апарату.
- **Невідповідне обладнання:** ліжка, стільці та інше неергономічне обладнання можуть спричинити стрес або травми.
- **Незручні пози: Під час** догляду за хворими часто доводиться нахилятися, присідати або зберігати позу протягом тривалого часу.
- **Висока швидкість:** швидкий темп роботи і стрес можуть загострити проблеми, пов'язані з поганою ергономікою.

Рішення:

- **Навчання: навчіть** персонал техніці безпечного підйому та переміщення пацієнтів.
- **Адаптоване обладнання:** Інвестуйте в регульовані ліжка, підйомники для пацієнтів та інші засоби для полегшення мобільності.
- **Планування:** проектування робочого простору, яке мінімізує потребу в повторюваних рухах або незручних позах.
- **Перерви та ротація:** чергуйте завдання та робіть регулярні перерви, щоб уникнути фізичного перевантаження.

Увага до мобільності пацієнтів та ергономіки персоналу - це не лише питання добробуту, але й безпеки та ефективності. Вирішуючи ці проблеми, медичні організації можуть покращити якість обслуговування, підвищити рівень задоволеності пацієнтів і персоналу та зменшити витрати, пов'язані з травматизмом і відсутністю на робочому місці.

Розділ 12

МЕНЕДЖМЕНТ КОНКРЕТНІ СИТУАЦІЇ

Поліпатологічні пацієнти.

Поліпатологічні пацієнти, також відомі як поліморбідні або плюрипатологічні пацієнти, - це пацієнти, які страждають від декількох хронічних або гострих захворювань одночасно. Такі пацієнти потребують особливого догляду, оскільки поєднання їхніх хвороб може призвести до ускладнень, вплинути на вибір терапії та ускладнити загальне лікування.

Характеристика поліпатологічних пацієнтів:

- **Одночасна наявність декількох станів:** ці стани можуть бути хронічними, наприклад, діабет, гіпертонія або хронічна обструктивна хвороба легень, або гострими, наприклад, інфекція або перелом.
- **Взаємодія ліків:** одночасний прийом ліків для лікування різних захворювань може призвести до взаємодії, що збільшує ризик виникнення побічних реакцій.
- **Складність моніторингу:** Моніторинг декількох умов може вимагати регулярних консультацій з різними фахівцями та координації між ними.

Проблеми догляду :

- **Глобальна оцінка: Дуже важливо** зрозуміти, як кожна умова впливає на інші, що вимагає цілісної оцінки.
- **Планування лікування:** Вибір препаратів та втручань повинен враховувати всі умови, уникаючи взаємодій та протипоказань.
- **Ретельне спостереження:** Ці пацієнти можуть потребувати більш частого спостереження для моніторингу прогресування їхніх станів і відповідного коригування лікування.
- **Міждисциплінарна комунікація:** Ефективна комунікація між медичними працівниками має

важливе значення для забезпечення скоординованої медичної допомоги.

Роль медичної сестри при роботі з поліпатологічними пацієнтами:

- **Навчання пацієнтів:** Медсестри можуть відігравати ключову роль в інформуванні пацієнтів про різні захворювання та пов'язані з ними методи лікування.

- **Моніторинг:** медсестри повинні бути пильними щодо ознак декомпенсації або взаємодії препаратів.

- **Координація догляду:** медсестра може допомогти координувати консультації та втручання, гарантуючи, що всі особи, які доглядають за пацієнтом, знають про всі його стани.

- **Емоційна підтримка:** Пацієнти з поліомієлітом можуть відчувати тривогу або депресію через складність своєї ситуації. Медсестри можуть запропонувати емоційну підтримку та скерувати пацієнтів до відповідних ресурсів.

Ведення поліпатологічних пацієнтів є складним завданням у внутрішній медицині, що вимагає комплексного і скоординованого підходу. Медичні сестри відіграють центральну роль у цьому процесі, пропонуючи як клінічну допомогу, так і емоційну підтримку таким пацієнтам.

Догляд за пацієнтами похилого віку.

Ведення пацієнтів похилого віку у внутрішній медицині є важливою темою, враховуючи зростання кількості населення похилого віку в багатьох частинах світу. Пацієнти похилого віку створюють унікальні проблеми через складність їхніх медичних потреб, часту наявність супутніх захворювань і психосоціальних аспектів, пов'язаних зі старінням.

Особливості пацієнтів похилого віку:

- **Множинна патологія:** багато пацієнтів похилого віку страждають від декількох захворювань одночасно.
- **Фізична вразливість:** з віком наше тіло стає більш вразливим до інфекцій, травм та ускладнень.
- **Зниження когнітивних функцій:** у деяких пацієнтів можуть спостерігатися ознаки деменції або інших когнітивних розладів.
- **Психосоціальні аспекти:** ізоляція, депресія, залежність або втрата автономії можуть впливати на стан їхнього здоров'я.

Проблеми догляду :

- **Загальний підхід:** складність потреб вимагає загальної оцінки, а не лише очевидних умов.
- **Взаємодія з іншими лікарськими засобами:** одночасний прийом декількох препаратів може збільшити ризик взаємодії та побічних ефектів.
- **Психосоціальні міркування:** такі фактори, як ізоляція або депресія, можуть вплинути на одужання і потребують вирішення.
- **Комунікація:** порушення слуху, зору або когнітивних функцій можуть перешкоджати ефективній комунікації.

Роль медичної сестри в роботі з пацієнтами похилого віку:

- **Цілісна оцінка:** окрім медичних потреб, медсестра оцінює соціальні, емоційні та функціональні потреби.
- **Навчання та підтримка:** пояснення методів лікування, допомога в управлінні прийомом ліків та підтримка в самодопомозі.

- **Профілактика падінь:** Впровадження стратегій для мінімізації ризику падінь, що є поширеною проблемою серед людей похилого віку.
- **Зв'язок із сім'ями:** спілкування з родичами для забезпечення підтримки вдома та чіткого розуміння медичної ситуації.

Конкретні рішення :

- **Інтегрована геріатрія:** співпраця з геріатрами з метою зосередження уваги на пацієнтах похилого віку.
- **Пристосування:** Використання таких засобів, як слухові апарати або окуляри для читання під час спілкування.
- **Ліки:** Регулярно оцінюйте доцільність і безпеку всіх призначених ліків.

Догляд за літніми пацієнтами у внутрішній медицині вимагає чутливості, досвіду і цілісного підходу. Медичні сестри, перебуваючи на передньому краї догляду, відіграють центральну роль у забезпеченні належного, шанобливого та скоординованого догляду за такими пацієнтами.

Пацієнти з особливими потребами (інвалідність, психічні розлади).

Догляд за пацієнтами з особливими потребами, наприклад, з інвалідністю або психічними розладами, вимагає особливої чутливості та індивідуального підходу. Такі пацієнти можуть потребувати особливого догляду та уваги, особливо в контексті внутрішньої медицини, де вони також можуть мати супутні захворювання.

Характеристика пацієнтів з особливими потребами:

- **Різноманітність потреб:** Спектр психіатричних розладів і порушень дуже широкий - від фізичних вад до розладів настрою, тривоги або психотичних розладів.

- **Супутні захворювання:** ці пацієнти також можуть мати захворювання, які потребують лікування в галузі внутрішньої медицини.

- **Комунікативні бар'єри:** Пацієнти можуть мати труднощі з повідомленням про свої потреби, почуття або симптоми через когнітивні чи сенсорні порушення або психічні розлади.

Проблеми догляду :

- **Індивідуальний підхід:** кожен пацієнт унікальний і потребує підходу, адаптованого до його конкретних потреб.

- **Адаптована комунікація:** може знадобитися використання альтернативних або адаптованих методів комунікації, таких як мова жестів або візуальні засоби.

- **Стигма та упередження:** Ці пацієнти можуть стикатися зі стереотипами або упередженими думками, які можуть вплинути на їх лікування.

Роль медсестри з пацієнтами з особливими потребами:

- **Активне слухання: Дуже важливо приділити** час, щоб вислухати пацієнта, зрозуміти його потреби і забезпечити їх врахування.

- **Адаптація догляду:** Це може включати модифікацію середовища, інструментів або методик, щоб забезпечити пацієнтові комфорт і безпеку.

- **Зв'язок зі спеціалістами:** Співпраця з фахівцями, такими як психіатри, терапевти або соціальні працівники, для надання комплексної допомоги.

Освіта та підтримка: надання чіткої та доступної інформації про лікування, а також емоційна підтримка.

Конкретні рішення :

Безперервне навчання: медсестри можуть отримати користь від спеціального навчання, щоб краще розуміти і задовольняти потреби пацієнтів з інвалідністю або психічними розладами.

Адаптоване обладнання: використання спеціального обладнання для полегшення догляду.

Комунікативні стратегії: розвиток адаптованих комунікативних навичок, заснованих на конкретних потребах пацієнта.

Догляд за пацієнтами з особливими потребами у внутрішній медицині вимагає підходу, орієнтованого на пацієнта, який характеризується гуманністю та повагою. Слухаючи, адаптуючись і співпрацюючи з іншими медичними працівниками, медсестри можуть забезпечити якісний догляд і значно покращити якість життя таких пацієнтів.

Розділ 13

УПРАВЛІННЯ ЗАКІНЧЕННЯМ ТЕРМІНУ СЛУЖБИ ТА ПАЛІАТИВНОЇ ДОПОМОГИ

Спілкування наприкінці життя.

Інформування про кінець життя, безсумнівно, є одним із найделікатніших і найскладніших завдань у медичній сфері. Воно вимагає великої чутливості, глибокої поваги до пацієнта та його родини, а також чіткого розуміння медичних, етичних та особистих питань, що стоять на кону.

Контекст і проблеми :

- **Важливий момент:** кінець життя - це час інтенсивних емоцій, роздумів і запитань для пацієнтів, їхніх родин і медичної команди.
- **Складні рішення:** Часто це час, коли потрібно приймати важливі рішення щодо лікування, паліативної допомоги або побажань пацієнта.
- **Різноманітні емоції:** Страх, смуток, гнів, покірність або навіть надія можуть бути присутніми, і кожна людина реагує по-різному.

Фундаментальні принципи комунікації :

- **Емпатія:** поставити себе на місце пацієнта та його сім'ї, зрозуміти їхні емоції та потреби.
- **Чесність:** Надання чіткої та правдивої інформації, зберігаючи при цьому конфіденційність.
- **Слухання:** давати пацієнтам та їхнім сім'ям час висловитися, поставити запитання і поділитися своїми почуттями.

Поради щодо ефективної комунікації :

- **Підготовка:** Перш ніж братися за цю тему, важливо підготуватися морально, зібрати всю необхідну інформацію та вибрати правильний час і місце.
- **Використовуйте зрозумілу мову:** уникайте складного медичного жаргону і переконайтеся, що інформація зрозуміла.

- **Заохочуйте запитання:** Дайте родині та пацієнтові можливість ставити запитання і висловлювати свої побоювання.
- **Емоційна валідація:** розпізнавання та схвалення емоцій пацієнта та його сім'ї, демонстрація розуміння та підтримки.

Конкретні виклики :

- **Розбіжності в думках:** Іноді пацієнт, його сім'я та медична команда можуть мати різні думки щодо найкращого підходу.
- **Переконання та цінності:** Поважайте релігійні, культурні та особисті переконання, які можуть впливати на рішення.
- **Керування власними емоціями: Для** медичного працівника також важливо розпізнавати та керувати власними емоціями наприкінці життя.

Спілкування наприкінці життя - це мистецтво, яке вимагає делікатності, терпіння і глибокої поваги. Ставлячи пацієнта і родину в центр розмови, вислуховуючи і пропонуючи емоційну підтримку, медсестри і медичний персонал можуть допомогти пережити цей складний період з гідністю і співчуттям.

Підтримка пацієнтів і його сім'ї.

Підтримка пацієнтів та їхніх родин є невід'ємною частиною медичної допомоги, особливо в критичні моменти або коли йдеться про серйозні патології. Ця підтримка виходить за рамки простої клінічної допомоги і охоплює емоційні, психологічні та соціальні аспекти. Це мистецтво, яке вимагає чутливості, відданості та мультидисциплінарного підходу.

Розуміння потреб :

- **Емоційні потреби:** Хвороба або травма можуть викликати різні почуття, такі як страх, гнів, депресію або прийняття. Команда по догляду повинна бути уважною до цих емоцій і пропонувати відповідну підтримку.

- **Інформаційні потреби:** Пацієнти та їхні сім'ї часто хочуть зрозуміти хворобу, варіанти лікування, прогноз і т.д. Тому життєво важливо надавати їм чітку, чесну і зрозумілу інформацію. Тому життєво важливо надавати їм чітку, чесну і зрозумілу інформацію.

- **Практичні потреби:** Це можуть бути питання, пов'язані з вартістю лікування, організацією повсякденного життя, доглядом за іншими членами сім'ї тощо.

Стратегії підтримки :

- **Активне слухання: Дуже важливо давати** пацієнтам та їхнім сім'ям час для того, щоб вони могли висловитися, поставити запитання і поділитися своїми почуттями.

- **Відкрите спілкування:** заохочення щирого діалогу, уникнення медичного жаргону та забезпечення розуміння інформації, якою обмінюються.

- **Психологічна підтримка:** Іноді підтримка професіонала, такого як психолог або психіатр, може бути корисною.

- **Перенаправлення:** спрямування сімей до корисних ресурсів, таких як групи підтримки, асоціації або соціальні служби.

Роль бригади по догляду:

- **Персоналізований догляд:** кожен пацієнт і кожна сім'я є унікальними. Тому підхід має бути адаптований до їхніх потреб та обставин.

Навчання та освіта: медична команда повинна бути навчена найкращим практикам комунікації та підтримки.

Міждисциплінарна співпраця: залучення різних фахівців (лікарів, медсестер, соціальних працівників, психологів) може запропонувати комплексну та диверсифіковану підтримку.

Підтримка колег: Члени команди також можуть потребувати підтримки, особливо після особливо складних ситуацій.

Підтримка за межами лікарні :

План виписки: підготовка та координація виписки пацієнта з лікарні для забезпечення плавного переходу до дому або іншої установи.

Довгострокове спостереження: Навіть після виписки регулярні контактні особи допоможуть відстежувати прогрес пацієнта і відповідати на будь-які питання, що виникають.

Підтримка при важкій втраті: У разі смерті пацієнта запропонуйте підтримку сім'ї, щоб допомогти їй пережити важку втрату.

Підтримка пацієнтів та їхніх родин виходить за рамки простого надання медичної допомоги. Це цілісний підхід, який охоплює всі аспекти людського досвіду, пов'язаного з хворобою, що веде до кращої якості життя та більшої стійкості перед викликами здоров'я.

Комфортний догляд і знеболення.

Комфортний догляд і знеболення - це два фундаментальні стовпи медичної допомоги, особливо у внутрішній медицині, де пацієнти можуть мати складні і часто взаємопов'язані симптоми. Метою такої допомоги є не лише покращення якості життя пацієнтів, але й гарантування їхньої гідності, незалежно від тяжкості їхньої хвороби.

Розуміння болю :
Біль може бути гострим, що виникає раптово у відповідь на травму або іншу причину, або хронічним, який часто триває місяцями або навіть роками. Він може бути фізичним за своєю природою, але може також мати емоційні та психологічні компоненти.

Оцінка болю :
Регулярна та ретельна оцінка має вирішальне значення. Це можна зробити за допомогою шкал болю, інтерв'ю та спостережень. Кожен пацієнт виражає і відчуває біль по-різному, тому важливим є індивідуальний підхід.

Стратегії управління болем :

  Фармакологічне: включає використання анальгетиків, протизапальних засобів, опіатів та інших препаратів залежно від характеру болю.

  Немедикаментозні методи лікування: фізіотерапія, остеопатія, акупунктура, релаксація та медитація.

Комфортний догляд :
Вийти за межі болю означає забезпечити пацієнтам комфорт, повагу та вислуховування.

  Середовище: Чиста, тиха кімната з потрібною кількістю світла і приємною температурою.

  Базові потреби: забезпечення належного зволоження та харчування, а також допомога в дотриманні гігієни.

  Емоційна підтримка: активне слухання, заспокійлива присутність і відкрите спілкування мають важливе значення.

  Розумова стимуляція: Заохочуйте діяльність, яка стимулює розум, наприклад, читання, музику або ігри.

Міждисциплінарність :

Співпраця між різними фахівцями (лікарями, медсестрами, психологами, фізіотерапевтами) має важливе значення для комплексного догляду.

Етичні проблеми :

Іноді можуть виникати дилеми, особливо щодо вживання опіатів або прийняття рішень наприкінці життя. Ці ситуації вимагають етичної рефлексії та діалогу з пацієнтом і його родиною.

Знеболення та забезпечення комфорту - це набагато більше, ніж прості медичні втручання. Це глибоко людські зусилля, які, за умови належного виконання, підтверджують гідність, повагу і фундаментальне право кожної людини на життя, вільне від непотрібного болю і якомога комфортніше. У внутрішній медицині, де складність є нормою, ця турбота є ще більш важливою.

Розділ 14

АДМІНІСТРАТИВНИЙ АСПЕКТ ТА КЕЙС-МЕНЕДЖМЕНТ

Документація : чому і як?

У складному світі внутрішньої медицини документація відіграє життєво важливу роль. Вона слугує не лише засобом пам'яті, комунікації та доказів, але й інструментом для покращення якості медичної допомоги. Давайте розглянемо, чому і як документація є важливою, і як її можна оптимізувати.

Навіщо документувати?

Письмовий запис: Документація створює письмовий запис клінічної історії пацієнта, прогресу, запропонованих методів лікування, проведених втручань і рекомендацій.

Комунікація між фахівцями: це забезпечує безперервність надання медичної допомоги, полегшуючи передачу важливої інформації між різними медичними працівниками, які беруть участь у догляді за пацієнтом.

Підтримка прийняття рішень: наявність детальної історії хвороби означає, що можна приймати обґрунтовані рішення щодо майбутніх втручань, беручи до уваги минулий прогрес пацієнта.

Юридична відповідальність: Документація слугує доказом у разі виникнення суперечки або необхідності обґрунтування вжитих дій. Це гарантує прозорість медичних дій.

Дослідження та навчання: коли медичні записи анонімізовані, їх можна використовувати для клінічних досліджень, покращуючи таким чином медичні знання. Вони також використовуються в освітніх цілях для підготовки нових фахівців.

Як задокументувати?

Точність: важливо, щоб інформація була точною. Використовуйте відповідні медичні терміни, уникайте двозначності та переконайтеся, що все чітко пояснено.

Повнота: все, що стосується пацієнта, має бути задокументовано: симптоми, спостереження, результати аналізів, втручання, реакції тощо.

Організація: Інформація повинна бути представлена логічно і відповідати впізнаваній структурі. Використовуйте підзаголовки, марковані списки та абзаци, щоб структурувати зміст.

Регулярне оновлення: записи повинні оновлюватися після кожної консультації, втручання або зміни стану пацієнта.

Конфіденційність: забезпечення захисту даних пацієнтів. Тільки уповноважені особи повинні мати доступ до документації, а вся інформація повинна зберігатися надійно.

Використання технологій: З появою електронних медичних карток введення інформації стало простішим, структурованішим і безпечнішим. Використання цих інструментів також полегшує пошук та обмін інформацією.

Документування у внутрішній медицині, як і в інших медичних дисциплінах, є важливим завданням. Вона вимагає ретельності, уважності та організації. Але її важливість для якості медичної допомоги, комунікації між фахівцями та правового захисту робить її центральним обов'язком усіх, хто має відношення до охорони здоров'я.

Менеджмент електронні медичні записи.

Поява електронних медичних карток (ЕМК) змінила спосіб, у який медичні працівники зберігають, отримують доступ і використовують медичну

147

інформацію про пацієнтів. Хоча ці системи пропонують багато переваг, вони також вимагають ретельного управління для забезпечення безпеки, ефективності та відповідності вимогам законодавства.

Переваги ЕМР :
- **Швидкий доступ:** ЕМК забезпечують швидкий і легкий доступ до інформації про пацієнта, що полегшує прийняття обґрунтованих рішень щодо надання медичної допомоги.
- **Оновлення в режимі реального часу:** Зміни або доповнення до інформації негайно доступні всім уповноваженим медичним працівникам.
- **Зменшення кількості помилок:** електронне введення даних зменшує ризик рукописних помилок, що робить документ легшим для читання та зменшує кількість непорозумінь.
- **Економія ресурсів:** ЕРП можуть зменшити потребу в папері, місці для зберігання та час, що витрачається на управління файлами.
- **Інтеграція та комунікація:** ЕМК можуть бути інтегровані з іншими системами, такими як лабораторії або аптеки, для безперешкодної комунікації між різними відділами.

Проблеми управління EMR :
- **Навчання:** Користувачі повинні бути навчені безпечному та ефективному використанню ЕМР.
- **Безпека:** Оскільки медична інформація є конфіденційною, дуже важливо гарантувати безпеку даних, як з точки зору доступу, так і захисту від зовнішніх загроз.
- **Відповідність нормативним вимогам:** ЕМР повинні відповідати місцевим та національним нормам щодо захисту даних.
- **Вартість: Налаштування**, обслуговування та оновлення систем може бути дорогим.

Взаємодія: не всі ЕМК сумісні між собою, що може спричинити проблеми, коли пацієнтами опікуються кілька установ або спеціалістів.

Найкращі практики управління :

Регулярні оновлення: якщо ви хочете скористатися найновішими функціями та заходами безпеки, необхідно постійно оновлювати систему.

Контрольований доступ: доступ до інформації про пацієнта повинні мати лише уповноважені фахівці. Рекомендується використовувати надійні паролі, двофакторну автентифікацію та інші заходи безпеки.

Резервне копіювання: регулярне резервне копіювання є життєво важливим для запобігання втрати даних у разі збою системи.

Постійне навчання: навчання не повинно бути одноразовим заходом. Оскільки система оновлюється, а стандарти розвиваються, необхідне регулярне навчання.

Оцінка та зворотній зв'язок: Заохочення користувачів до надання зворотного зв'язку щодо системи та її функціональності може допомогти визначити сфери, які потребують вдосконалення.

Електронні медичні записи революціонізували спосіб надання та управління медичними послугами. Однак вони потребують ретельного управління, щоб забезпечити їх оптимальне та безпечне використання. Навчання, обізнаність і відкрита комунікація між користувачами та керівниками ЕМК є запорукою їхнього успіху.

Юридичні аспекти
і збереження інформації.

У сфері охорони здоров'я маніпуляції з даними пацієнтів - це не просто питання ефективності чи зручності. Воно тісно пов'язане з етичними та правовими питаннями. Зберігання та розкриття медичної інформації має глибокі наслідки для приватності, прав пацієнтів та професійної відповідальності.

Правова основа :

Закони про захист даних: ці закони були розроблені, щоб гарантувати конфіденційність і безпеку персональних даних. У медичній сфері ці правила є ще більш суворими, враховуючи чутливий характер інформації.

Інформована згода: Перед проведенням тестів, лікування або втручання медичні працівники повинні отримати інформовану згоду пацієнта. Це також стосується доступу до медичних даних та їх зберігання.

Права пацієнтів: Пацієнти мають право на доступ до своєї медичної документації, вимагати виправлень і знати, хто отримав доступ до їхньої інформації.

Збереження інформації :

Тривалість: національні або регіональні закони часто визначають термін, протягом якого необхідно зберігати медичну документацію. Цей період може варіюватися залежно від характеру інформації, віку пацієнта або типу лікування.

Формат: Після оцифрування більшість файлів зберігаються в електронному вигляді, але їхній формат має забезпечувати довготривалу доступність і розбірливість.

Безпека: медична документація повинна зберігатися надійно, щоб запобігти несанкціонованому доступу, втраті, знищенню або розголошенню.

Професійні наслідки :

Відповідальність: У разі порушення конфіденційності або помилки в обробці даних медичні працівники та установи можуть бути притягнуті до відповідальності.

Навчання: медичний персонал повинен регулярно проходити навчання та отримувати інформацію про правові та етичні аспекти ведення медичної документації.

Чіткі протоколи: Важливо мати чіткі процедури та протоколи доступу, зберігання, розкриття та знищення медичної документації.

Управління медичною інформацією - це не просто операційна ефективність. Воно включає в себе глибоку відповідальність перед пацієнтами, повагу до їхніх прав і підтримку довіри до системи охорони здоров'я. Працівники охорони здоров'я повинні з обережністю орієнтуватися в цьому складному ландшафті, завжди ставлячи інтереси і права пацієнта на перше місце.

Розділ 15

ВІДНОСИНИ З СІМ'ЯМИ ПАЦІЄНТІВ

Важливість комунікації та освіти.

Комунікація та освіта є двома наріжними каменями медицини, особливо коли йдеться про догляд за пацієнтами. Окрім простого обміну інформацією, вони роблять значний внесок у покращення догляду, встановлення довірчих відносин між пацієнтом і медичним працівником, а також у загальне благополуччя пацієнта.

Комунікація - це набагато більше, ніж обмін інформацією:

Встановлення довіри: Прозоре та відкрите спілкування має важливе значення для встановлення довірчих стосунків між особою, яка надає допомогу, та пацієнтом. Саме ця довіра дозволяє пацієнтам відчувати, що їх розуміють і поважають, а також довіряти прийнятим медичним рішенням.

Розуміння пацієнта: Належна комунікація дозволяє фахівцям краще зрозуміти проблеми, страхи та очікування пацієнта, що має вирішальне значення для надання належної допомоги.

Терапевтичне навчання: завдяки ефективній комунікації особи, які надають допомогу, можуть розповісти пацієнтам про їхню хворобу, про пропоновані методи лікування та поведінку, яку вони повинні прийняти, щоб покращити стан свого здоров'я.

Освіта, важливий інструмент для пацієнтів:

Автономія пацієнта: завдяки освіті пацієнти отримують знання, які дозволяють їм краще розуміти свою хворобу та лікування, а отже, приймати поінформовані рішення щодо свого здоров'я.

Профілактика: Освіта відіграє ключову роль у запобіганні хворобам та ускладненням. Навчаючи пацієнтів про ризиковану поведінку та профілактичні заходи, ми можемо знизити рівень захворюваності на певні хвороби.

- **Покращення прихильності до лікування:** освічений пацієнт краще розуміє важливість дотримання режиму лікування, що підвищує ефективність лікування.

- **Зменшення кількості госпіталізацій:** інформування пацієнтів про попереджувальні ознаки та лікування симптомів у домашніх умовах може зменшити кількість непотрібних госпіталізацій.

Висновок:

Медицина - це не лише техніка та ліки. Це також, і перш за все, про людей. Комунікація та освіта мають важливе значення, якщо ми хочемо поставити пацієнта в центр надання медичної допомоги, зробити його активним учасником процесу зміцнення власного здоров'я і таким чином підвищити якість лікування. Лише по-справжньому розуміючи потреби, страхи і прагнення пацієнтів, а також навчаючи їх належним чином, ми можемо рухатися до справді пацієнтоорієнтованої медицини.

Управління очікуваннями та побоюваннями.

У медичну сферу пацієнти часто приходять з безліччю очікувань і побоювань. Ці почуття можуть стосуватися їхньої хвороби, лікування, очікуваних результатів або навіть стосунків з медперсоналом. Управління цими очікуваннями і побоюваннями - це не лише питання співчуття, це також важливо для благополуччя пацієнта і успіху лікування.

Походження очікувань і побоювань :

Різноманітні джерела інформації: У цифрову епоху пацієнти мають доступ до великої кількості інформації в Інтернеті, від відгуків до медичних статей і форумів. Хоча цей достаток може бути корисним, він також може бути джерелом плутанини і тривоги.

Минулий досвід: Попередній медичний досвід, як позитивний, так і негативний, значною мірою впливає на поточні очікування та побоювання пацієнтів.

Страх перед невідомим: нерозуміння хвороби або лікування може призвести до страху і невпевненості.

Стратегії управління очікуваннями :

Активне слухання: Виділення часу, щоб вислухати пацієнта, не перебиваючи його, допомагає нам краще зрозуміти його очікування і скоригувати їх, якщо це необхідно.

Освіта: інформування пацієнтів у зрозумілій і доступній формі про їхню хворобу, доступні методи лікування, їхні переваги та ризики.

Постановка реалістичних цілей: Важливо з'ясувати, чого пацієнт може очікувати від лікування, а на що можна лише сподіватися.

Підходи до заспокоєння занепокоєння :

Підтвердження емоцій: Визнання та підтвердження занепокоєння пацієнта є першим кроком у побудові довірливих стосунків.

Прозора комунікація: Чесна інформація про ризики, переваги, невідоме та альтернативи допомагає пацієнтам відчувати повагу та участь у лікуванні.

Психологічна підтримка: У деяких випадках підтримка психолога або соціального працівника може бути корисною, допомагаючи пацієнтам впоратися зі своєю тривогою.

Очікування та занепокоєння пацієнтів, якщо на них не реагувати належним чином, можуть мати негативні наслідки для медичної допомоги, починаючи від відмови від лікування і закінчуючи погіршенням психічного здоров'я. З іншого боку, шанобливе, емпатичне і добре поінформоване лікування може перетворити ці проблеми на можливості, зміцнюючи стосунки між лікарем і пацієнтом і оптимізуючи медичні результати.

Роль сім'ї у догляді за хворими та одужання пацієнта.

Сім'я відіграє центральну роль у догляді за пацієнтом, особливо у внутрішній медицині, де патології можуть бути хронічними, складними і впливати на людей на різних етапах життя. Їх роль часто виходить за рамки простої емоційної підтримки, охоплюючи щоденний догляд, прийняття медичних рішень та управління процесом одужання.

1. Емоційна та психологічна підтримка:
   Заспокійлива присутність: Проста присутність члена сім'ї в лікарні або під час консультації може принести пацієнтові величезний комфорт.
   Вислуховування і розуміння: сім'я може допомогти дедраматизувати певні ситуації, вислухати занепокоєння пацієнта і заспокоїти його.
2. Активна участь у догляді:
   Нагадування про прийом ліків: Члени сім'ї можуть допомогти забезпечити дотримання призначень лікаря, нагадуючи пацієнтам про прийом ліків або контролюючи наявність побічних ефектів.

Щоденний догляд: Пацієнтам, які потребують допомоги (вмивання, харчування), може допомогти сім'я, іноді пропонуючи більш персоналізований догляд, ніж у лікарні.

Реабілітація та фізичні вправи: Сім'я може заохочувати і допомагати пацієнту в реабілітаційних заходах, які необхідні для якнайшвидшого одужання.

3. Прийняття медичних рішень:

Речник: Якщо пацієнт не в змозі спілкуватися, родина може висловити свої побажання і побоювання медичній команді.

Спільні рішення: У певних складних ситуаціях сім'я, консультуючись з лікарями, може приймати важливі рішення щодо лікування.

4. Управління процесом одужання:

Догляд після госпіталізації: Повернення додому може потребувати певних змін (пристосування будинку, придбання медичного обладнання). Сім'я відіграє ключову роль у цьому переході.

Медичне спостереження: Забезпечення дотримання призначень, подальших обстежень та інструкцій після госпіталізації часто полегшується завдяки залученню сім'ї.

5. Посередник між пацієнтом та медичною командою:

Роз'яснення та запитання: Сім'я може ставити запитання і домагатися роз'яснень, тим самим сприяючи взаєморозумінню між пацієнтом і медичним персоналом.

Зворотній зв'язок: оскільки вони знаходяться поруч з пацієнтом, сім'я і друзі можуть надати цінну інформацію про стан здоров'я пацієнта, наслідки лікування і загальне самопочуття.

Присутність і прихильність сім'ї зміцнює зв'язок довіри між пацієнтом і медичною командою. Вони надають неоціненну підтримку, як емоційну, так і практичну.

Визнання та оцінка їхньої ролі має важливе значення для цілісної, орієнтованої на пацієнта допомоги. Однак також важливо знайти баланс між потребами пацієнта, можливістю сім'ї долучитися до процесу і повагою до благополуччя всіх зацікавлених сторін.

Розділ 16

БЕЗПЕКА ПАЦІЄНТА

Медичні помилки : як їм можна запобігти?

Незважаючи на постійний розвиток медицини та ретельність медичних працівників, медичні помилки залишаються тривожною реальністю. Хоча вони можуть мати драматичні наслідки, важливо застосовувати проактивний підхід до їх запобігання, а не просто реагувати на них після того, як вони сталися.

1. Безперервна освіта :
   - **Оновлення знань:** медицина постійно розвивається. Ось чому для медичних працівників дуже важливо продовжувати навчатися протягом усієї своєї кар'єри.
   - **Навчання новим технологіям:** Технологічні інновації, такі як медичне обладнання або програмне забезпечення для ведення діловодства, вимагають відповідного навчання, щоб уникнути помилок в роботі.
2. Ефективна комунікація :
   - **Між фахівцями:** хороша комунікація між лікарями, медсестрами, фармацевтами та іншими членами медичної команди має вирішальне значення для уникнення непорозумінь і помилок.
   - **З пацієнтом: Важливо** розуміти історію хвороби пацієнта та його поточні симптоми, а також переконатися, що пацієнт розуміє своє лікування та інструкції.
3. Перевірте ще раз:
   - **Рецепти на ліки:** Перед призначенням ліків необхідно перевірити не лише сам препарат, але й дозу, спосіб застосування та особу пацієнта.
   - **Інвазивні процедури:** повторна перевірка, наприклад, підтвердження правильного боку операції, може запобігти серйозним помилкам.

4. Стандартизовані протоколи :

Чіткі, стандартизовані процедури можуть зменшити варіативність і, відповідно, ризик помилки. Сюди входять контрольні списки для певних процедур або втручань.

5. Ефективні інформаційні системи :

Електронні медичні картки: вони забезпечують кращий нагляд за пацієнтом, негайну доступність інформації та зменшують ризик помилок, пов'язаних з читанням почерку.

Автоматичні сповіщення: багато медичних програмних пакетів тепер можуть сповіщати фахівців про призначення ненормальної дози або взаємодію ліків.

6. Культура безпеки :

Зворотній зв'язок: Замість того, щоб звинувачувати, продуктивніше проаналізувати помилки, які були зроблені, і навчитися на них.

Звітування про інциденти: Заохочення персоналу повідомляти про будь-які помилки або промахи може допомогти виявити слабкі місця в системі та виправити їх.

7. Залучення пацієнта :

Освіта: поінформований пацієнт краще розуміє своє лікування, ставить відповідні запитання та повідомляє про будь-які відхилення від норми.

Перевірки: Заохочуйте пацієнтів завжди перевіряти ліки, які їм дають, або інструкції, які вони отримують.

Запобігання медичним помилкам ґрунтується на системному підході, інтегруючи як процеси, так і окремих осіб. Визнаючи важливість індивідуального досвіду, він наголошує на комунікації, стандартизації та культурі безпеки, щоб гарантувати найкращу можливу якість медичної допомоги.

Важливість протоколів і контрольні списки.

Медичний світ, з його складною природою та потенційно небезпечними для життя наслідками, вимагає незмінної суворості. Щоб гарантувати найкращий догляд за пацієнтами та уникнути медичних помилок, впровадження протоколів і контрольних списків виявилося надзвичайно ефективним. Але чому ці інструменти так необхідні в медичній практиці?

1. Структурування медичного підходу :
Протоколи визначають низку стандартизованих кроків, заснованих на найкращих наявних наукових даних. Вони спрямовують лікаря через послідовність дій, оцінок і рішень для забезпечення оптимального рівня медичної допомоги.

2. Зменшення людських помилок :
Людській природі притаманні помилки, відволікання та непорозуміння. Контрольні списки діють як підстраховка, гарантуючи, що кожен важливий крок буде виконано, тим самим зменшуючи ризик пропусків.

3. Послідовний догляд :
Протоколи забезпечують однаковість у догляді за пацієнтами. Незалежно від того, чи лікує вас старший лікар або ординатор, у міській лікарні або академічному центрі, підхід має бути однаковим, якщо є протокол.

4. Сприяння міжпрофесійній комунікації :
Контрольні списки, зокрема, діють як інструменти комунікації, гарантуючи, що вся команда синхронізована та поінформована про найважливіші етапи процедури або догляду.

5. Навчання та освіта :
Протоколи є чудовими навчальними інструментами для студентів і молодих фахівців. Вони надають чітку дорожню карту для розуміння найкращих практик та основних причин для кожного кроку.

6. Оцінка та постійне вдосконалення :
Документуючи та дотримуючись протоколів, медичні заклади можуть збирати цінні дані про якість надання медичної допомоги. Потім ці дані можна проаналізувати, щоб визначити сфери, які потребують вдосконалення, і відповідно оновити протоколи.

7. Зміцнення довіри пацієнтів:
Пацієнти, які знають, що їхнє лікування базується на перевірених протоколах, можуть мати більшу довіру до системи охорони здоров'я. Вони відчувають, що їхнє лікування базується на суворій методології, а не на ситуативних рішеннях.

8. Законність і відповідальність :
У разі виникнення ускладнень або суперечок дотримання визнаного протоколу може свідчити про якісний підхід медичного працівника, показуючи, що він вжив усіх необхідних запобіжних заходів для забезпечення безпеки пацієнта.

Протоколи та контрольні списки - це не просто переліки чи інструкції, яких слід дотримуватися. Вони являють собою синтез найкращих сучасних медичних знань у поєднанні з визнанням необхідності протистояти слабкостям, притаманним людській природі. Прийняття цих інструментів означає прийняття підходу, заснованого на досконалості, орієнтованого на благополуччя і безпеку пацієнта.

Управління лікарськими засобами та запобігання взаємодії.

У світі медицини ліки відіграють важливу роль у лікуванні, виліковуванні, профілактиці та полегшенні симптомів. Але їхня ефективність не позбавлена ризику. Належне управління лікарськими засобами та запобігання лікарським взаємодіям мають вирішальне значення для забезпечення безпеки пацієнтів та оптимізації ефективності лікування.

1. Розуміння взаємодії лікарських засобів :
Взаємодія лікарських засобів відбувається, коли дія одного препарату змінюється під впливом іншого препарату, їжі, напоїв або навіть стану здоров'я.

2. Важливість фармакологічних знань :
Знання фармакологічних властивостей лікарських засобів необхідне для того, щоб передбачити їхні потенційні ефекти, метаболізм, а отже, і можливі взаємодії.

3. Поліпрагмазія, зростаюча проблема :
Зі збільшенням тривалості життя багато пацієнтів, особливо похилого віку, лікуються від декількох захворювань одночасно, що збільшує ризик виникнення взаємодій.

4. Використання інструментів управління :
Сучасні бази даних та програмне забезпечення для виписування рецептів можуть допомогти виявити потенційну взаємодію препаратів до того, як вона стане проблемою.

5. Комунікація - ключ до профілактики :
Пацієнти повинні обов'язково інформувати своїх лікарів про всі ліки, які вони приймають, включаючи

безрецептурні препарати, харчові добавки та фітотерапевтичні засоби.

6. Ключова роль медсестри:
Медична сестра, як остання ланка перед введенням препарату, відіграє важливу роль у перевірці дотримання рецепту та виявленні потенційних взаємодій.

7. Освіта та інформування пацієнтів:
Дуже важливо пояснювати пацієнтам важливість точного дотримання призначень лікаря, повідомляти про будь-які побічні ефекти та консультуватися з ним перед тим, як додавати або відміняти будь-які ліки.

8. Регулярний моніторинг :
Коли пацієнт приймає кілька ліків, регулярний контроль лікаря, з аналізами крові за необхідності, може виявити аномалії, потенційно пов'язані з взаємодією препаратів.

9. Профілактика, а не лікування:
Профілактика вимагає постійного навчання медичних працівників, оновлення їхніх знань та використання наявних ресурсів для передбачення взаємодій.

Управління лікарськими засобами та запобігання лікарським взаємодіям є постійними викликами у світі охорони здоров'я. Співпраця між різними гравцями сектору охорони здоров'я, навчання, використання технологічних інструментів та ефективна комунікація з пацієнтами - все це є ключовими факторами для забезпечення безпечного та ефективного застосування ліків.

Розділ 17

ВНУТРІШНЬОЛІКАРНЯНІ ІНФЕКЦІЇ

Профілактика та управління

Профілактика та лікування у внутрішній медицині мають важливе значення для передбачення, уникнення та лікування ускладнень і проблем зі здоров'ям. Вони охоплюють цілу низку заходів - від підвищення обізнаності до найкращих медичних практик. Пропонуємо вашій увазі короткий огляд цього центрального поняття.

Світ внутрішньої медицини постійно розвивається, щодня з'являються нові відкриття, виявляються нові захворювання та вдосконалюються існуючі методи лікування. В основі цієї динаміки два елементи залишаються фундаментальними: профілактика та лікування.

1. Профілактика: мистецтво передбачення
Профілактика часто розглядається як простий захід гігієни чи способу життя. Однак це набагато глибше. Вона охоплює :
- **Регулярні огляди**: щорічні огляди можуть виявити багато захворювань до того, як вони стануть критичними.
- **Вакцинація**: Вакцинація захищає від багатьох серйозних захворювань, а не лише від дитячих хвороб.
- **Медична освіта**: інформування пацієнтів про ризики, пов'язані з певною поведінкою або впливом, є життєво важливим.

2. Менеджмент: реагування на несподіванки
Менеджмент базується на здатності медичного працівника реагувати на конкретну ситуацію, чи то гостра криза, чи то хронічний стан.
- **Медичні протоколи**: вони забезпечують основу для ефективного лікування захворювання на основі останніх доступних наукових даних.

Мультидисциплінарна допомога: При складних патологіях часто необхідне залучення кількох спеціалістів.

3. Профілактика та управління: дві сторони однієї медалі

Вони доповнюють і підсилюють один одного. Належне управління дозволяє впроваджувати ефективні профілактичні заходи. І навпаки, успішна профілактика зменшує потребу в серйозних медичних втручаннях.

4. Виклики майбутнього

З появою нових технологій, таких як телемедицина, і кращим розумінням генетики людини, внутрішня медицина стоїть на порозі революції. Профілактика може бути персоналізована відповідно до генетичного профілю кожної людини, а лікування хвороб може бути полегшене завдяки все більш досконалим цифровим інструментам.

Профілактика та лікування лежать в основі внутрішньої медицини. Вони символізують баланс між передбаченням і реакцією, між ноу-хау і досвідом. У світі, де медицина постійно розвивається, вони залишатимуться стовпами, на які покладаються медичні працівники, щоб запропонувати своїм пацієнтам найкращу можливу допомогу.

Гігієнічні протоколи.

В основі внутрішньої медицини, дисципліни, яка охоплює комплексну допомогу дорослим пацієнтам, що страждають від різноманітних, часто складних патологій, лежить питання гігієни. Ця турбота виходить за рамки простого комфорту: вона є справжньою зброєю проти внутрішньолікарняних інфекцій, тобто ,інфекцій які не проявилися або не були інкубаційним періодом на момент госпіталізації.

1. Питання гігієни у внутрішній медицині

Дотримання гігієнічних протоколів у внутрішній медицині має вирішальне значення з кількох причин:

- **Зменшення ризику інфікування**: У внутрішній медицині часто лікують ослаблених пацієнтів або пацієнтів з ослабленим імунітетом, для яких внутрішньолікарняна інфекція може бути надзвичайно серйозною.

- **Довіра пацієнта**: Чистий сервіс та дотримання правил гігієни медперсоналом є гарантією якості та професіоналізму.

- **Захист медичного персоналу**: Гігієнічні протоколи захищають не лише пацієнтів, але й усіх медичних працівників.

2. Основні гігієнічні заходи

- **Миття рук**: Це залишається наріжним каменем профілактики внутрішньолікарняних інфекцій. Його необхідно проводити систематично до і після будь-якого контакту з пацієнтом або його оточенням.

- **Носіння засобів індивідуального захисту (ЗІЗ)**: Маски, рукавички, халати або захисні окуляри повинні використовуватися в залежності від ситуації.

- **Обслуговування приміщень**: регулярне прибирання з використанням відповідних дезінфікуючих засобів є необхідним.

- **Управління відходами**: Сортування, зберігання та утилізація відходів повинні відповідати суворим протоколам, щоб уникнути будь-якого ризику забруднення.

- **Дезінфекція медичного обладнання**: все обладнання, яке контактує з пацієнтом, має бути ретельно очищене та стерилізоване, якщо необхідно.

3. Важливість навчання та підвищення обізнаності
Дотримання гігієнічних протоколів вимагає регулярного навчання медичного персоналу. Часті нагадування, практичні семінари та регулярне оновлення протоколів є запорукою їхньої ефективності. Важливо також підвищувати обізнаність пацієнтів та їхніх родин, щоб вони могли бути повноцінно залучені до процесу.

Гігієнічні протоколи у внутрішній медицині - це не просто адміністративні директиви: вони відображають постійне прагнення захистити пацієнта, гарантувати якість медичної допомоги та зберегти здоров'я медперсоналу. У час, коли антибіотикорезистентність стає основною проблемою громадського здоров'я, їх важливість є як ніколи актуальною.

Стійкість до антибіотиків та його вплив на внутрішню медицину.

Резистентність до антибіотиків, головна глобальна проблема охорони здоров'я, має значний вплив на внутрішню медицину. Ця дисципліна, яка діагностує і лікує безліч часто складних патологій у дорослих, стикається зі зростаючими викликами, пов'язаними з появою резистентних штамів бактерій. Щоб повністю зрозуміти масштаб цього виклику та його вплив на внутрішню медицину, необхідне глибоке занурення.

1. Розуміння антибіотикорезистентності
З часом, при інтенсивному і часто недоречному застосуванні антибіотиків, деякі бактерії виробили захисні механізми, що роблять ці препарати неефективними. Ця здатність до адаптації є природною, але вона була посилена надмірним призначенням ліків, поганим дотриманням пацієнтами

режиму лікування та використанням антибіотиків у сільському господарстві.

2. Виклики для внутрішньої медицини

Складність діагностики: в умовах зростаючої резистентності вибір правильного антибіотика вимагає більш детальних тестів для визначення чутливості бактерії.

Довший час лікування: Для ефективної боротьби зі стійкими бактеріями лікування може бути довшим і дорожчим.

Підвищений ризик ускладнень: При менш ефективному лікуванні підвищується ризик ускладнень і пов'язаної з ними захворюваності.

Поява високорезистентних штамів: Деякі бактерії, такі як ентеробактерії, що виробляють карбапенемазу (ЕРС), стали стійкими майже до всіх наявних антибіотиків.

3. Прямий вплив на внутрішню медицину

Лікуючи пацієнтів, які часто є ослабленими або навіть з ослабленим імунітетом, внутрішня медицина стикається з інфекціями, які важче контролювати. Госпіталізація може бути тривалою, а використання антибіотиків "останньої інстанції" іноді стає єдиним варіантом, з підвищеним ризиком побічних ефектів.

4. Рішення, адаптовані до контексту внутрішньої медицини

Сприяйте раціональному призначенню: обмежте використання антибіотиків ситуаціями, коли вони дійсно необхідні.

Підвищення обізнаності та навчання: Пацієнти та весь медичний персонал повинні бути поінформовані про ризики, пов'язані з надмірним використанням антибіотиків.

Посилення гігієнічних заходів: Щоб запобігти поширенню резистентних штамів, необхідно суворо дотримуватися гігієнічних протоколів.

Інвестування в дослідження: для вирішення цієї проблеми необхідно розробляти нові антибіотики, а також альтернативи антибіотикам.

Стійкість до антибіотиків має глибокий вплив на внутрішню медицину, ставлячи під загрозу життя багатьох пацієнтів і ускладнюючи роботу медичних працівників. Зіткнувшись з цим викликом, глобальний підхід, що поєднує профілактику, освіту та інновації, має важливе значення для збереження ефективності цих життєво важливих ліків.

Розділ 18

ЛІКУВАННЯ НАДЗВИЧАЙНІ СИТУАЦІЇ

Швидка оцінка та визначення пріоритетів.

У внутрішній медицині, як і в більшості медичних дисциплін, час часто є критичним фактором. Незалежно від того, чи стикаємося ми з невідкладною ситуацією, чи щоденно ведемо велику кількість пацієнтів, швидка оцінка та визначення пріоритетів є важливими для надання якісної медичної допомоги. Тут ми досліджуємо цей фундаментальний підхід та його важливість у внутрішній медицині.

1. Важливість швидкої оцінки
У постійному потоці пацієнтів, що надходять у відділення внутрішніх хвороб, можливість швидко оцінити стан здоров'я людини є життєво важливою. Така оцінка дає можливість:
- **Виявлення надзвичайних ситуацій**: деякі ситуації вимагають негайного втручання, інакше пацієнт може опинитися в небезпеці.
- **Оптимізація управління часом і ресурсами**: швидко визначаючи потреби кожного пацієнта, легше ефективно розподіляти наявні ресурси.
- **Сприяння належному лікуванню**: швидка оцінка забезпечує початкову діагностичну орієнтацію, яка визначає подальші етапи лікування.

2. Розстановка пріоритетів: тонке мистецтво
Після проведення первинної оцінки необхідно визначити пріоритетність справ. Для цього є кілька причин:
- **Забезпечення безпеки пацієнта**: пацієнтам з найсерйознішими симптомами або найбільш нестабільними патологіями необхідно надавати пріоритет.
- **Безперебійне обслуговування пацієнтів**: Уникаючи вузьких місць і непотрібного часу

очікування, визначення пріоритетів забезпечує краще управління потоком пацієнтів.

- **Прогнозування потреб**: заздалегідь визначивши пацієнтів, які потребують специфічних тестів або посиленого моніторингу, можна передбачити потреби в обладнанні та персоналі.

3. Інструменти для оцінки та визначення пріоритетів

Численні інструменти, часто інтегровані в лікарняні протоколи, допомагають доглядальникам у цьому процесі:

- **Критерії невідкладності**: Певні критерії, засновані на клінічних і параклінічних ознаках, можуть бути використані для оцінки ступеня невідкладності ситуації.

- **Контрольні списки**: вони допоможуть персоналу провести первинну оцінку, гарантуючи, що жоден важливий елемент не буде пропущений.

- **Програмне забезпечення для управління**: все більше лікарень оснащують себе програмним забезпеченням для покращення управління потоками пацієнтів в режимі реального часу.

4. Постійне навчання: необхідність

Швидка оцінка та визначення пріоритетів - це навички, які відточуються з досвідом. Однак постійне навчання відіграє важливу роль у підтримці цих навичок на належному рівні, впровадженні останніх досягнень та ознайомленні з найновішими інструментами.

Швидка оцінка та визначення пріоритетів є наріжними каменями внутрішньої медицини. Вони не лише забезпечують безпеку пацієнта, але й допомагають оптимізувати лікування в умовах, коли ресурси, як людські, так і матеріальні, часто обмежені. Оволодіння цими навичками, підкріплене відповідними інструментами та постійним навчанням, є ключем до високоякісної медицини.

Працюємо разом зі службою порятунку.

Внутрішня медицина, спеціальність на межі багатьох дисциплін, часто знаходиться в центрі лікарняної системи. Вона відіграє вирішальну роль у догляді за пацієнтами, особливо у співпраці зі службами невідкладної допомоги. Розглянемо детальніше цю співпрацю, яка має важливе значення для безперебійного надання медичної допомоги та безпеки пацієнтів.

1. Інтерфейс між відділенням невідкладної допомоги та спеціальністю

Відділення невідкладної допомоги - це головні ворота до лікарні, де сходяться найрізноманітніші патології, від найбезпечніших до найсерйозніших. Коли після обстеження у відділенні невідкладної допомоги пацієнта потрібно госпіталізувати, його часто направляють у відділення внутрішньої медицини, якщо тільки не потрібна конкретна спеціальність. Цей перехід має бути плавним і ефективним, оскільки він може вплинути на прогноз пацієнта.

2. Важлива комунікація

Успіх цієї співпраці значною мірою залежить від чіткої та ефективної комунікації. Це включає в себе

Медичні звіти: Відділення невідкладної допомоги повинні надавати точний опис ситуації: причина звернення, проведені аналізи, призначене лікування та діагностичні гіпотези.

Координація роботи медсестер: комунікація між медсестрами двох відділень допомагає підготувати пацієнтів до госпіталізації у відділення внутрішньої медицини, передбачити їхні потреби та забезпечити безперебійний догляд.

- **Обмін інформацією про наявні ресурси**: це стосується вільних ліжок, чергового персоналу, спеціального обладнання тощо.

3. Навчання та підвищення кваліфікації

Відділення невідкладної допомоги та відділення внутрішньої медицини мають свої особливості, але перехресне навчання може бути корисним:

- **Ротаційне стажування**: дає можливість лікарям і медсестрам провести час в іншому відділенні, щоб краще зрозуміти його проблеми та обмеження.
- **Спільне навчання**: організація тренінгів з найпоширеніших захворювань, протоколів лікування та інструментів комунікації.

4. Управління потоками та розвантаження відділень екстреної медичної допомоги

Співпраця між цими двома службами також має важливе значення для управління напливом пацієнтів і уникнення переповненості:

- **Швидке перенаправлення**: Пацієнти, стан яких стабілізувався у невідкладній допомозі, але які потребують тривалої госпіталізації, повинні бути швидко переведені у відділення внутрішньої медицини.
- **Відділення короткострокового перебування**: ці відділення, які часто знаходяться під спільним управлінням двох відділень, використовуються для прийому пацієнтів, які потребують додаткового спостереження або досліджень, перш ніж буде прийнято рішення про їх госпіталізацію або повернення додому.

Співпраця між внутрішньою медициною та службами невідкладної допомоги є наріжним каменем лікарняної допомоги. Вона забезпечує безпечний та ефективний перехід для пацієнтів, оптимізуючи при цьому використання ресурсів лікарні. Однак ця співпраця не є самоочевидною і вимагає постійних зусиль з точки зору комунікації, навчання та координації.

Протоколи швидкого втручання.

У внутрішній медицині, як і в багатьох лікарняних відділеннях, час часто має вирішальне значення. У деяких пацієнтів може спостерігатися швидке погіршення стану, що вимагає негайного втручання. Протоколи швидкого реагування (ПШР) були розроблені для того, щоб задовольнити цю потребу, надаючи чіткі, структуровані вказівки для управління цими невідкладними ситуаціями. Давайте розглянемо, як вони працюють і чому вони необхідні.

1. Визначення та принципи РІП
Протоколи швидкого реагування - це заздалегідь встановлені процедури для реагування на конкретні ситуації, коли потрібні негайні дії. Мета цих протоколів - стандартизувати реагування, зменшити кількість помилок і підвищити ефективність втручань.
2. Раннє виявлення пацієнтів з групи ризику
Ключ до успішного РІП - діяти до того, як ситуація стане критичною. Для цього потрібно :

Постійний моніторинг: Життєві показники та інші індикатори слід регулярно контролювати, щоб виявити будь-які відхилення.

Навчання персоналу: весь персонал, від лікарів до помічників по догляду, повинен бути навчений розпізнавати попереджувальні ознаки погіршення стану і знати, коли запускати ПІР.
3. Склад команди втручання
Команда швидкого реагування зазвичай складається з :

Старший лікар: зазвичай фахівець з екстреної медицини або інтенсивної терапії.

- **Старша медсестра**: має досвід роботи в надзвичайних ситуаціях.
- **Інші фахівці за необхідності**: наприклад, респіраторний фахівець, якщо у пацієнта є проблеми з диханням.

4. Ключові етапи втручання

- **Початкова оцінка**: Прибувши на місце, команда швидко оцінює стан пацієнта, щоб підтвердити необхідність втручання.
- **Стабілізація**: Команда вживає необхідних заходів для стабілізації стану пацієнта, незалежно від того, чи це стосується введення кисню, медикаментів або інших втручань.
- **Переведення за необхідності**: якщо пацієнт потребує більш спеціалізованої допомоги, його можуть перевести до іншого відділення, наприклад, інтенсивної терапії.

5. Зворотній зв'язок і постійне вдосконалення
Після кожної операції дуже важливо :

- **Проаналізуйте втручання**: зрозумійте, що спрацювало добре, і визначте сфери, які потребують вдосконалення.
- **Оновлення** ПІР за **необхідності**: Протоколи повинні бути оновлені та адаптовані відповідно до відгуків.

Протоколи швидкого реагування є важливим елементом безпеки пацієнтів у внутрішній медицині. Вони забезпечують швидке, структуроване та ефективне реагування на потенційно критичні ситуації, знижуючи ризики для пацієнта та покращуючи результати лікування.

Розділ 19

МЕДСЕСТРИ ТА ДОСЛІДЖЕННЯ

Важливість досліджень у догляді за хворими.

Медсестринські дослідження є наріжним каменем в еволюції медсестринської практики, відіграючи життєво важливу роль у забезпеченні якісної, науково обґрунтованої допомоги. Ці дослідження є не просто доповненням до традиційної медицини, а втіленням прагнення медсестринської професії до постійного вдосконалення та покращення догляду за пацієнтами.

В основі медсестринських досліджень лежить глибоке бажання зрозуміти не тільки самі хвороби, але й людський досвід переживання хвороби. Вони розглядають такі питання, як: Як пацієнти живуть зі своєю хворобою щодня? Як їх можна краще підтримати емоційно, психологічно і соціально? Або як конкретні медсестринські втручання можуть покращити результати лікування?

Вплив цього дослідження відчутний. Завдяки йому переглядаються та адаптуються протоколи догляду, пропонуючи інноваційні підходи, які краще відповідають потребам пацієнтів. Дослідження також проливає світло на ефективність нових втручань, дозволяючи медсестрам переконатися, що їхня практика є не лише безпечною, але й оптимальною для пацієнтів.

Медсестринські дослідження також сприяють професійній автономії медсестер. Проводячи власні дослідження і спираючись на них, медсестри не просто дотримуються медичних рекомендацій, а стають активними учасниками розвитку охорони здоров'я. Вони здатні зробити вагомий внесок у дискусії щодо найкращих практик, посилюючи життєво важливу роль у медичних колективах. Вони здатні зробити значний внесок у дебати щодо найкращих практик, посилюючи життєво важливу роль, яку вони відіграють у медичних колективах.

Ці дослідження також впливають на освіту та підготовку медсестер. Завдяки включенню новітніх відкриттів у навчальні програми, майбутні покоління медсестер краще підготовлені до викликів постійно мінливого медичного ландшафту.

Нарешті, медсестринські дослідження збагачують наше загальне розуміння охорони здоров'я. Вони нагадують нам, що, якщо відкинути науку і технології, медична допомога - це, по суті, коли люди допомагають людям. І для цього важливий кожен жест, кожне слово, кожне втручання.

Дослідження в медсестринстві - це набагато більше, ніж академічне заняття. Вони відображають пристрасть, відданість і прагнення медсестер надавати найкращу можливу науково обґрунтовану медичну допомогу всім пацієнтам, яким вони довірили свою опіку.

Участь у клінічних дослідженнях.

Участь у клінічних випробуваннях є невід'ємною частиною сучасного медичного ландшафту. Метою цих досліджень є оцінка ефективності та безпечності нових втручань, будь то ліки, медичні прилади, терапії або хірургічні методи. Медичні сестри відіграють ключову роль у цих дослідженнях і є запорукою їхнього успіху.

Перш за все, саме медична сестра часто знаходиться на першій лінії у визначенні пацієнтів, які підходять для участі в клінічному дослідженні. Завдяки тісному зв'язку з пацієнтами та глибокому знанню їхньої історії хвороби і поточного стану здоров'я, медичні сестри можуть ефективно скеровувати пацієнтів до досліджень, які найкраще їм підходять.

Потім медсестра проводить експериментальне лікування. Цей етап вимагає великої точності і суворого дотримання протоколів, оскільки будь-яка варіація може вплинути на результати дослідження. Медсестра повинна бути суворою, гарантуючи, що кожен пацієнт отримає саме те лікування, яке було заплановано, у правильній дозі і в потрібний час.

Окрім проведення лікування, медсестри також відіграють важливу роль у спостереженні за пацієнтами. Вони часто першими виявляють і повідомляють про будь-які побічні ефекти чи ускладнення, що дозволяє швидко втрутитися і забезпечити безпеку пацієнта. Вони також регулярно спостерігають за пацієнтами, збираючи необхідні дані для оцінки ефективності лікування.

Комунікація також є центральним компонентом участі медичних сестер у клінічних дослідженнях. Вони є сполучною ланкою між пацієнтами та дослідницькою групою, гарантуючи, що пацієнти будуть добре поінформовані та почуватимуться комфортно впродовж усього дослідження. Вони відповідають на запитання, розвіюють занепокоєння і переконуються, що пацієнти повністю розуміють свої права, в тому числі право вийти з дослідження в будь-який час.

Крім того, для медсестер, які беруть участь у клінічних дослідженнях, важливим є постійне навчання. Медичний ландшафт швидко змінюється, і медсестри повинні бути в курсі останніх досягнень, протоколів досліджень і етичних норм.

Участь медичних сестер у клінічних випробуваннях має важливе значення для розвитку медицини та покращення догляду за пацієнтами. Їхній досвід, відданість справі та вміння знаходити спільну мову з пацієнтами гарантують, що ці дослідження проводяться з найвищим рівнем доброчесності, ефективності та турботи.

Внесок у прогрес знання внутрішньої медицини.

Внутрішня медицина - це велика галузь, що постійно розвивається і охоплює безліч патологій та розладів. Це сфера, в якій щодня відбуваються нові відкриття, що ставлять під сумнів існуючі уявлення, і де постійно впроваджуються інновації. Медичні сестри відіграють важливу роль у цій динаміці, активно сприяючи розвитку і вдосконаленню знань у внутрішній медицині.

Завдяки щоденній близькості до пацієнтів медсестри є привілейованими спостерігачами симптомів, терапевтичних ефектів і реакцій на лікування. Ці спостереження, хоча часто неформальні, можуть виявити тенденції, неочікувані побічні ефекти або рідкісні реакції на лікування. Ця багата інформація, якщо нею поділитися і проаналізувати, може вплинути на клінічні дослідження і протоколи лікування.

Крім того, медсестри часто беруть участь у впровадженні нових методик або методів лікування. Їхні відгуки про практичність, ефективність і перешкоди, з якими вони стикаються, є безцінними для вдосконалення цих методів і підвищення їхньої придатності та ефективності.

Медсестри також беруть участь у дослідженнях. Багато медсестер проходять курси підвищення кваліфікації та здобувають докторські ступені, беруть участь у клінічних дослідженнях або ініціюють їх. Вони ставлять важливі питання, ґрунтуючись на своєму досвіді в цій галузі, які можуть привести до нових напрямків досліджень або кинути виклик усталеній практиці.

Міжпрофесійна співпраця також є вектором розвитку знань. Тісно співпрацюючи з терапевтами, фармацевтами, фізіотерапевтами та іншими медичними працівниками, медсестри беруть участь у плідному міждисциплінарному обміні. Ця синергія уможливлює цілісний підхід до медичних проблем, сприяючи розвитку більш інтегративної та персоналізованої медицини.

Курси підвищення кваліфікації, конференції та симпозіуми - це можливість для медсестер бути в курсі останніх досягнень і ділитися своїм досвідом. Їхні голоси, свідчення і запитання збагачують медичні дебати і стимулюють колективну рефлексію.

Медичні сестри з внутрішньої медицини - це набагато більше, ніж просто виконавці; вони є ключовими гравцями у розвитку знань. Їхній досвід, допитливість і відданість справі роблять їх важливими векторами прогресу, гарантуючи все більш точну, гуманну медицину, пристосовану до потреб пацієнтів.

Розділ 20

ТЕХНОЛОГІЇ ТА ІННОВАЦІЇ У ДОГЛЯДІ ЗА ХВОРИМИ

Нові технології на службі у пацієнта.

У світі постійних технологічних змін медицина не є винятком. Технологічний прогрес докорінно змінив наш підхід до охорони здоров'я, трансформувавши стосунки між пацієнтом і медичним персоналом та відкривши раніше немислимі терапевтичні можливості. У внутрішній медицині, багатій і складній галузі, ці інновації особливо вражають.

Ера підключеного пацієнта

Підключені пристрої захопили наше повсякденне життя, і медичний сектор не є винятком. Годинники, браслети, мобільні додатки тощо дозволяють пацієнтам відстежувати такі параметри, як артеріальний тиск, частота серцевих скорочень, рівень цукру в крові та фізична активність у режимі реального часу. Коли ці дані передаються медичним працівникам, вони можуть надати більш повну і безперервну картину стану пацієнта, заохочуючи до більш персоналізованого догляду.

Телемедицина: дистанційне лікування

Телемедицина, яка дозволяє консультувати пацієнтів дистанційно за допомогою відеоконференцій, являє собою справжню революцію, особливо для пацієнтів, які є географічно ізольованими або мають обмежену мобільність. Вона забезпечує безперервність лікування, зменшуючи при цьому витрати і витрати на подорожі. Ця технологія також заохочує співпрацю між медичними працівниками, дозволяючи обмінюватися думками і отримувати другу думку в режимі реального часу.

Штучний інтелект і предиктивна медицина

Штучний інтелект змінить медицину. Він пропонує можливість аналізувати величезні обсяги даних у рекордно короткі терміни, дозволяючи виявляти тенденції, аномалії або закономірності, які людське око не в змозі сприйняти. Це особливо корисно у внутрішній медицині для прогнозування декомпенсації у хронічних пацієнтів або для персоналізації лікування відповідно до генетичного та біологічного профілю людини.

Інноваційні медичні прилади

Підключені інсулінові помпи, імплантати для моніторингу, інтелектуальні пристрої для респіраторної допомоги... сфера застосування медичних приладів розширюється, а їхня точність удосконалюється завдяки технологіям. Ці інновації дозволяють краще регулювати патології та покращувати якість життя пацієнтів.

Етичні проблеми та проблеми безпеки

Хоча ці технології відкривають нові багатообіцяючі терапевтичні горизонти, вони також піднімають етичні питання, особливо коли мова йде про конфіденційність даних. Захист цих даних необхідний для того, щоб гарантувати довіру пацієнтів і запобігти будь-якому ризику піратства.

Через свою складність і багатогранність внутрішня медицина отримує значну користь від технологічного прогресу. Ці інновації, орієнтовані на пацієнта, мають потенціал трансформувати наш підхід до охорони здоров'я, зробивши його більш точним, гуманним і, перш за все, більш ефективним. Однак важливо пам'ятати, що технології повинні залишатися на службі у людей, а не навпаки.

Телемедицина та дистанційний моніторинг.

З розвитком цифрових технологій медицина вступила у фазу радикальної трансформації. Телемедицина, зокрема, стала ефективним рішенням сучасних медичних проблем, особливо у внутрішній медицині, де регулярне, поглиблене спостереження за пацієнтом є життєво важливим.

Світ без медичних кордонів

У минулому медичні консультації були обмежені тісними межами лікарського кабінету. Сьогодні, завдяки телемедицині, стіни руйнуються. Пацієнти в сільській місцевості, маломобільні пацієнти або навіть ті, хто перебуває за кордоном, тепер можуть отримати доступ до спеціалізованої допомоги без необхідності подорожувати.

Найкращий інструмент моніторингу

Внутрішня медицина часто має справу з хронічними патологіями, які потребують регулярного моніторингу. Телемедицина полегшує цей моніторинг, пропонуючи можливість регулярних дистанційних консультацій, що дозволяє здійснювати безперервний моніторинг, швидку адаптацію лікування та раннє виявлення ускладнень.

Поєднання професіоналів

Телемедицина також сприяє кращій комунікації між медичними працівниками. Наприклад, лікар загальної практики може звернутися за порадою до спеціаліста в режимі реального часу, оптимізуючи догляд за пацієнтом.

Безпека понад усе

Хоча телемедицина пропонує багато переваг, вона, тим не менш, є предметом занепокоєння з приводу безпеки. Передача медичних даних повинна відповідати суворим стандартам безпеки та конфіденційності. Тому платформи, що використовуються для телемедицини, підлягають регулярним перевіркам, щоб забезпечити захист інформації про пацієнтів.

Обмеження технологій
Незважаючи на свою революційність, телемедицина не може повністю замінити фізичний контакт. Деякі обстеження вимагають особистої присутності, а пальпація, наприклад, залишається незамінною. Більше того, деякі люди, особливо літні, можуть відчувати себе некомфортно від такого підходу.

Телемедицина та дистанційний моніторинг - це медицина майбутнього. Вони компенсують деякі недоліки сучасної системи, пропонуючи доступність і регулярний моніторинг, зберігаючи при цьому людські стосунки між пацієнтом і лікарем. У внутрішній медицині цей сучасний підхід виявляється особливо актуальним, прокладаючи шлях до ще більш точної та індивідуалізованої допомоги.

Цифрові додатки та інструменти для медсестер.

Цифровий світ докорінно змінив ландшафт охорони здоров'я. Для медсестер, які часто перебувають на передовій лінії надання допомоги, ці інструменти дають можливість покращити свою повсякденну роботу, стати більш ефективними та надавати якіснішу медичну допомогу. Пропонуємо вам поглянути на те, як цифрові додатки та інструменти переосмислюють професію медсестри.

Ведення пацієнта та подальше спостереження
Спеціальні додатки дозволяють медсестрам відстежувати медичні записи своїх пацієнтів у режимі реального часу. Ці інструменти централізують інформацію, полегшують доступ до важливих даних і допомагають у плануванні догляду. Деякі програми також пропонують можливість надсилати нагадування

про прийом ліків або зустрічі, що покращує дотримання пацієнтами режиму лікування.

Постійне навчання та доступ до інформації

Безперервна освіта має важливе значення в секторі охорони здоров'я. Завдяки онлайн-платформам і спеціалізованим додаткам медсестри можуть проходити курси, брати участь у вебінарах або консультуватися з професійними ресурсами - все це у власному темпі та відповідно до їхньої доступності.

Покращена комунікація

Комунікація є наріжним каменем медсестринського догляду. Цифрові інструменти, такі як захищений обмін повідомленнями та телемедичні платформи, забезпечують вільне спілкування між різними медичними працівниками, а також з пацієнтами. Це означає кращу координацію догляду та більш цілісне лікування.

Допомога в догляді

Безліч додатків сьогодні допомагають медсестрам виконувати свої повсякденні завдання. Від калькуляторів дозування і посібників з процедур до інструкцій з використання конкретного обладнання - ці цифрові інструменти стають безцінними союзниками в клінічній практиці.

Самопочуття та управління стресом

Медсестринство може бути стресовою професією. На щастя, існує низка додатків для медитації, тайм-менеджменту і навіть психологічної підтримки, які допомагають медичним працівникам справлятися з емоційними та психічними проблемами, пов'язаними з їхньою професією.

Цифрові додатки та інструменти для медсестер - це не просто технологічні гаджети; вони є справжнім розширенням навичок і знань медсестер. При правильному використанні вони можуть трансформувати догляд за пацієнтами, підвищити якість медичної допомоги та посилити центральну роль медсестер у системі охорони здоров'я. Однак, для того, щоб використовувати їх етично і безпечно, дуже важливо навчитися користуватися ними і залишатися критично налаштованими до їх доречності.

Розділ 21

КОМПЛЕМЕНТАРНІ ПІДХОДИ У ВНУТРІШНІЙ МЕДИЦИНІ

Комплементарна інтегрована терапія (КІТ).

У внутрішній медицині клінічний підхід часто зосереджений на діагностиці та лікуванні основних захворювань. Однак західна медицина все більше відкривається для нетрадиційних форм лікування, відомих як комплементарна інтегрована терапія (КІТ). Метою цих методів лікування є покращення загального самопочуття пацієнта, усунення симптомів та оптимізація якості життя.

Що таке інтегрована додаткова терапія?

КПТ охоплює широкий спектр практик, часто похідних від стародавніх медичних традицій, які використовуються в поєднанні з традиційною медициною. Серед найпопулярніших - :

Голковколювання: акупунктура походить з Китаю і полягає у введенні тонких голок у певні точки на тілі, щоб збалансувати життєву енергію і полегшити біль або інші симптоми.

Медитація та усвідомленість: ці практики допомагають зменшити стрес і тривогу та можуть сприяти кращому управлінню болем.

Хіропрактика: зосереджена на ручних маніпуляціях з хребетним стовпом, спрямована на покращення функцій опорно-рухового апарату.

Ароматерапія: використовує ефірні олії для розслаблення та покращення самопочуття, а також для лікування певних симптомів.

Масаж: Лікувальний масаж може допомогти розслабити м'язи, стимулювати кровообіг і сприяти загальному покращенню самопочуття.

Інтеграція ІКТ у внутрішню медицину

Використання ІКТ не має на меті замінити традиційні методи лікування, а скоріше доповнити їх. При належній інтеграції:

- **Вони можуть запропонувати симптоматичне полегшення:** наприклад, акупунктура може зменшити нудоту, пов'язану з певними видами лікування або хронічним болем.
- **Вони пропагують підхід, орієнтований на пацієнта: КТГ** часто заохочують самоменеджмент і пропонують пацієнтам інструменти для активної участі у власному зціленні.
- **Вони можуть зменшити залежність від ліків: Наприклад,** медитація і масажна терапія можуть зменшити потребу в знеболювальних у деяких пацієнтів.

Додаткові інтегровані методи лікування пропонують додатковий вимір лікування у внутрішній медицині. Вони визнають важливість комплексного підходу до здоров'я і благополуччя, беручи до уваги складну взаємодію між тілом, розумом і навколишнім середовищем. Однак їх інтеграція повинна здійснюватися з розсудливістю, завжди гарантуючи, що обрані ІКТ є доречними і безпечними для пацієнта.

Догляд за хворими на основі доказів.

У величезному світі медицини практики розвиваються із запаморочливою швидкістю. Щоб гарантувати пацієнтам безпеку та найкращий догляд, важливо, щоб медичні працівники покладалися на перевірені та випробувані методи. Саме тут на допомогу приходить доказовий медсестринський догляд.
Що таке доказова медицина?
Медсестринство, засноване на доказах (EBN), означає розумну і чітку інтеграцію найкращих клінічних доказів, отриманих в результаті досліджень, в поєднанні з клінічним досвідом медсестри і цінностями та вподобаннями пацієнта.

Стовпи SIBP

Клінічні дослідження: це фундаментальний елемент ННП. Клінічні дослідження, систематичні огляди, мета-аналізи та рандомізовані контрольовані дослідження надають цінну інформацію про ефективність втручань.

Клінічна експертиза : навіть за наявності найкращих досліджень, клінічний досвід медсестри залишається важливим для інтерпретації та застосування цих даних у конкретному контексті пацієнта.

Уподобання пацієнта: Пацієнт-орієнтована медицина визнає, що в багатьох ситуаціях не існує єдиної "правильної" відповіді, і що при розробці плану догляду слід керуватися уподобаннями, цінностями та потребами пацієнта.

Важливість SIBP

Покращення якості медичної допомоги: SIBP гарантує, що пацієнти отримують медичну допомогу на основі найновішої та найактуальнішої інформації.

Зменшення непотрібної варіативності на практиці: спираючись на докази, ми можемо стандартизувати допомогу в подібних ситуаціях, адаптуючись при цьому до індивідуальних потреб.

Сприяння культурі безперервного навчання: SIBP заохочує ставлення до безперервного навчання, де медсестри завжди в пошуку найкращих практик.

Впровадження СІБП

Впровадження доказової медицини вимагає інституційної та індивідуальної прихильності. Це включає в себе:

- **Навчання:** медсестри повинні бути навчені проводити дослідження та критично оцінювати їх результати.
- **Доступ до ресурсів:** наявність баз даних, журналів та інструментів оцінювання має вирішальне значення.
- **Культура запитань:** заохочення медсестер ставити запитання, кидати виклик усталеній практиці та активно шукати шляхи вдосконалення.

У постійно мінливому медичному ландшафті доказова медсестринська справа є маяком, що спрямовує професіоналів до найвищої якості надання медичної допомоги. Вона поєднує в собі мистецтво медичної сестри, її клінічний досвід і строгість науки, щоб забезпечити оптимальний догляд за кожним пацієнтом.

Інтеграція альтернативних практик (акупунктура, масаж, ароматерапія).

Внутрішня медицина, яка в основі своїй базується на перевірених і випробуваних наукових методах, тим не менш, постійно розвивається, завжди прагнучи до кращого для пацієнта. На цьому шляху до оптимального лікування все більшого значення набуває інтеграція альтернативних практик, також відомих як комплементарна медицина. Ці часто прадавні методи пропонують цілісне бачення пацієнта, беручи до уваги як тіло, так і розум.

Що ми маємо на увазі під "альтернативними практиками"?
Альтернативна або комплементарна медицина - це низка методів і терапевтичних підходів, які не є невід'ємною частиною традиційної медицини. До них

належать акупунктура, лікувальний масаж, ароматерапія, рефлексотерапія та медитація.

Потенційні переваги для пацієнтів з внутрішніми захворюваннями

- **Зменшення болю:** такі методи, як акупунктура або масаж, можуть допомогти полегшити певні види болю без необхідності систематичного вживання анальгетиків.
- **Управління стресом і тривогою:** медитація, ароматерапія і йога можуть стати чудовими інструментами, які допоможуть пацієнтам впоратися зі стресом, пов'язаним з хворобою або перебуванням у лікарні.
- Покращення **загального самопочуття:** розглядаючи пацієнта як єдине ціле, ці підходи можуть сприяти загальному відчуттю благополуччя і гармонії.

Інтеграція в лікарняне середовище
Інтеграція цих методів у контекст внутрішньої медицини вимагає зваженого підходу:

- **Навчання та обізнаність: Дуже важливо, щоб** персонал був навчений і обізнаний про ці практики, щоб вони могли рекомендувати їх у цілковитій безпеці.
- **Робота з експертами:** Залучення фахівців (сертифікованих голкорефлексотерапевтів, терапевтичних масажистів тощо) гарантує безпечне та ефективне лікування.
- **Персоналізований догляд:** кожен пацієнт унікальний. Його або її відкритість до альтернативних методів лікування та потреби в них можуть бути різними, що вимагає індивідуального підходу.

Запобіжні заходи та міркування

Хоча ці практики мають незаперечні переваги, важливо пам'ятати, що:

- **Комунікація: Дуже важливо** обговорити з пацієнтом різні доступні варіанти, очікувані переваги, а також обмеження цих підходів.
- **Уникнення взаємодії:** деякі ефірні олії, що використовуються в ароматерапії, наприклад, можуть взаємодіяти з медикаментозним лікуванням. Тому необхідна ретельна оцінка.
- **Не замінювати:** ці практики доповнюють традиційну медицину, а не замінюють її. Доказова медицина залишається основою лікування.

У медичному світі, який стає все більш відкритим для міждисциплінарності, інтеграція альтернативних практик у внутрішню медицину символізує це прагнення запропонувати комплексну допомогу, яка поважає індивідуальність кожного пацієнта. Поєднуючи науку і традиції, сучасність і родовід, внутрішня медицина прокладає шлях до все більш цілісного лікування.

Розділ 22

ФАРМАКОЛОГІЯ У ВНУТРІШНІЙ МЕДИЦИНІ

Загальноприйняті ліки.

Внутрішня медицина, як всеосяжна медична спеціальність, займається профілактикою, діагностикою та нехірургічним лікуванням різних захворювань у дорослих. Як наслідок, широкий спектр лікарських засобів зазвичай використовується для лікування безлічі станів. Хоча вичерпний перелік був би надто складним, можна виділити деякі поширені ліки, класифіковані за категоріями, які часто зустрічаються у внутрішній медицині.

1. Серцево-судинні препарати
   - **Антигіпертензивні препарати:** для регулювання артеріального тиску. Приклади: інгібітори АПФ, такі як раміприл, бета-блокатори, такі як пропранолол.
   - **Антикоагулянти:** Запобігають утворенню згустків крові. Приклади: варфарин, прямі пероральні антикоагулянти, такі як ривароксабан.
   - **Антиаритмічні засоби:** для регулювання серцевого ритму. Приклад: аміодарон.
2. Ендокринологічні препарати
   - **Протидіабетичні засоби:** для контролю діабету. Приклади: метформін, інгібітори ДПП-4, такі як ситагліптин.
   - **Пацієнтам із захворюваннями щитовидної залози:** Як левотироксин для пацієнтів з гіпотиреозом.
3. Ліки від шлунково-кишкових захворювань
   - **Антациди:** для лікування шлунково-стравохідного рефлюксу та виразок. Приклад: омепразол.
   - **Протидіарейні засоби:** наприклад, лоперамід.
4. Ліки від захворювань легень
   - **Бронхолітики:** для астматиків та хворих на ХОЗЛ. Приклади: сальбутамол, тіотропій.

Протизапальні засоби: такі як інгаляційні кортикостероїди, будесонід.

5. Ліки від хвороб нирок

Діуретики: наприклад, фуросемід, який допомагає виводити зайву рідину з організму.

6. Ліки від неврологічних захворювань

Протисудомні препарати: При епілепсії. Приклад: карбамазепін.

Антипаркінсонічні препарати: Наприклад, леводопа.

7. Антиінфекційні засоби

Антибіотики: такі як амоксицилін або ципрофлоксацин.

Противірусні препарати: наприклад, озельтамівір від грипу.

8. Знеболюючі препарати

Анальгетики: такі як парацетамол, ібупрофен або опіоїди, такі як морфін.

9. Ліки від ревматологічних захворювань

Нестероїдні протизапальні препарати (НПЗП): для лікування запалення та болю. Приклад: диклофенак.

Внутрішня медицина характеризується широким спектром захворювань, які вона лікує, і це відображається на різноманітності лікарських засобів, які зазвичай використовуються. Для медсестер та лікарів-інтерністів дуже важливо знати ці ліки, їх показання, дозування, потенційні взаємодії та побічні ефекти, щоб забезпечити найкращий догляд за пацієнтами.

Менеджмент взаємодія з ліками.

У внутрішній медицині пацієнти часто звертаються з множинними патологіями, які потребують поліфармакологічного лікування, що підвищує ризик виникнення лікарських взаємодій. Взаємодія лікарських засобів відбувається, коли ефект одного препарату змінюється під впливом іншого препарату, їжі, напоїв або умов навколишнього середовища. Ці взаємодії можуть бути потенційно корисними, шкідливими або нейтралізувати дію препарату.

1. Визнання потенційних взаємодій

   Поширені джерела взаємодії: деякі препарати частіше викликають взаємодію, ніж інші. Приклади включають антикоагулянти, антигіпертензивні засоби, протиепілептичні препарати та деякі антидепресанти.

   Інструменти та ресурси: використання електронних баз даних лікарських засобів або спеціальних додатків може допомогти швидко виявити потенційні взаємодії.

2. Клінічна оцінка взаємодій

   Тяжкість: не всі лікарські взаємодії є клінічно значущими. Вкрай важливо оцінити, чи не призведе взаємодія до шкоди для пацієнта.

   Користь проти ризику: У деяких випадках, незважаючи на відому взаємодію, користь від комбінації препаратів може переважати над ризиками за умови ретельного моніторингу.

3. Стратегії управління

   Коригування дози: якщо два препарати взаємодіють, може бути можливим відкоригувати дозу одного або обох препаратів, щоб уникнути небажаних ефектів.

   Зміна часу прийому: прийом препаратів у різний час доби іноді може мінімізувати їхню взаємодію.

   Посилений моніторинг: деякі препарати вимагають регулярного моніторингу клінічних параметрів або лабораторних аналізів для відстеження ефектів взаємодії.

- Інформування пацієнтів: інформування пацієнтів про потенційні ознаки та симптоми взаємодії лікарських засобів може призвести до раннього виявлення.
- **Міжпрофесійна комунікація:** вільне спілкування між лікарями, медсестрами, фармацевтами та іншими медичними працівниками має важливе значення для ефективного управління та запобігання лікарським взаємодіям.

4. Запобігання взаємодії
- **Регулярний перегляд ліків: Дуже важливо** регулярно переглядати список ліків пацієнта, особливо коли додається або відміняється якийсь препарат.
- **Фармацевтична консультація:** фармацевти навчаються виявляти та управляти взаємодією лікарських засобів. Їхній досвід може бути безцінним.

Управління лікарськими взаємодіями є життєво важливим аспектом надання медичної допомоги у внутрішній медицині. Зважаючи на складність пацієнтів та їх лікування, проактивний, освітній та спільний підхід має важливе значення для забезпечення безпечної та ефективної допомоги.

Фармакогенетика
та персоналізованої медицини.

Поява персоналізованої медицини докорінно змінила підхід до лікування внутрішніх хвороб. В основі цієї революції лежить фармакогенетика - дисципліна, що вивчає, як генетичні варіації людини впливають на її реакцію на ліки.

1. Що таке фармакогенетика?
   - **Визначення:** Фармакогенетика вивчає, як індивідуальні генетичні варіації впливають на реакцію на ліки, що дозволяє проводити більш цілеспрямовану і точну терапію.
   - **Гени та ліки:** Багато генів можуть впливати на те, як людина засвоює, використовує або реагує на певні ліки.
2. Чому це революційно?
   - **Індивідуалізоване лікування:** завдяки фармакогенетиці ліки можуть бути адаптовані спеціально до генетичних особливостей людини, пропонуючи більш точний терапевтичний підхід, який з меншою ймовірністю може викликати побічні ефекти.
   - **Зменшення побічних ефектів:** розуміючи, як людина метаболізує ліки, можна зменшити ризик виникнення серйозних побічних ефектів.
   - **Оптимізація дози:** фармакогенетика може допомогти визначити оптимальну дозу для конкретної людини, забезпечуючи ефективність та знижуючи ризик передозування.
3. Застосування у внутрішній медицині
   - **Серцево-судинні захворювання:** адаптація антикоагулянтів і статинів до генетичних факторів для мінімізації ризиків і максимізації переваг.
   - **Психічні розлади:** підбір антидепресантів або антипсихотиків на основі генетичного профілю для покращення результатів та зменшення побічних ефектів.
   - **Біль:** персоналізоване лікування болю, особливо опіоїдами, щоб уникнути надмірного або недостатнього прийому ліків.
   - **Аутоімунні та запальні захворювання:** оптимізація імунодепресантів та біологічних препаратів відповідно до очікуваної відповіді на основі генетичного профілю.

4. Виклики та етичні міркування

- **Доступ:** Генетичні тести можуть бути дорогими і не завжди відшкодовуються страховкою.
- Конфіденційність: захист генетичної інформації та гарантія того, що вона не буде використана у дискримінаційний спосіб, мають вирішальне значення.
- **Розуміння:** Забезпечення адекватної освіти пацієнтів та медичних працівників з питань фармакогенетики має важливе значення для ефективного застосування.

5. Майбутнє фармакогенетики у внутрішній медицині

- **Поточні дослідження:** Оскільки відкривається все більше і більше генетичних варіацій, застосування фармакогенетики буде продовжувати розширюватися.
- **Технологічна інтеграція:** Поєднання передових електронних медичних записів з фармакогенетичними базами даних може сприяти широкомасштабній персоналізованій медицині.

Фармакогенетика уособлює майбутнє внутрішньої медицини, пропонуючи лікування, адаптоване до генетичної індивідуальності кожного пацієнта. Незважаючи на те, що виклики залишаються, потенційні переваги для здоров'я пацієнтів величезні, що призводить до більш ефективного і безпечного лікування.

Розділ 23

МЕДСЕСТРА ВИРІШЕННЯ ЕТИЧНИХ СИТУАЦІЙ

Справи совісті.

У медицині, особливо у внутрішній медицині, медичні працівники регулярно стикаються з етичними дилемами, які кидають виклик їхньому сумлінню. Ці ситуації, відомі як справи совісті, зачіпають самі основи особистих, професійних і суспільних цінностей.

1. Природа справ сумління
Випадки сумління виникають тоді, коли медичний вибір суперечить етичним, моральним чи правовим принципам. Наприклад, рішення про продовження чи припинення лікування невиліковно хворого пацієнта або вибір між двома пацієнтами для виділення органу для трансплантації.

2. Деякі приклади дилем
   Терапевтичне надмірне втручання: як далеко ми повинні зайти в лікуванні важкохворого пацієнта? Коли втручання приносить більше шкоди, ніж користі?

   Інформована згода: Як можна отримати справжню згоду, коли пацієнт не може зрозуміти свою медичну ситуацію?

   Конфіденційність: що робити, коли дорослий пацієнт просить не повідомляти його родині про серйозний діагноз, наприклад, рак?

   Відмова від лікування: Як ми повинні реагувати, коли пацієнти відмовляються від лікування, яке може врятувати їм життя або продовжити його, особливо через їхні релігійні переконання?

3. Важливість діалогу
Коли ми стикаємося з цими дилемами, діалог має важливе значення. Це передбачає обговорення з пацієнтом та його родиною, а також всередині медичної команди. Обговорення допомагає нам краще

зрозуміти питання, що стоять на кону, і перспективи кожного, а також спробувати знайти консенсус або, принаймні, шлях вперед, прийнятний для всіх зацікавлених сторін.

4. Комітети з питань етики
Багато лікарень створили етичні комітети. Ці комітети складаються з медичних працівників, юристів, філософів, а іноді й представників пацієнтів. Їх роль полягає в наданні порад і рекомендацій у випадках сумління та етичних дилем, з якими стикаються медичні працівники.

5. Навчання з медичної етики
Щоб підготувати медичних працівників до цих дилем, навчання з медичної етики все частіше включається в медичні навчальні програми. Мета полягає в тому, щоб дати лікарям і медсестрам інструменти, необхідні для того, щоб мислити і діяти етично, коли вони стикаються з викликами, що виникають у їхній практиці.

Справи совісті є невід'ємною частиною медичної практики. Хоча кожна ситуація є унікальною, всі вони ставлять під сумнів глибокі цінності медичного працівника, пацієнта і суспільства в цілому. Зіткнувшись з цими дилемами, слухання, діалог і етична рефлексія є важливими, якщо ми хочемо приймати поінформовані рішення, які поважають людську гідність.

Етичне прийняття рішень.

Прийняття рішень у медицині - складний процес, що вимагає не лише наукових і клінічних знань, але й етичної рефлексії. У внутрішній медицині, де пацієнти часто мають складні, мультисистемні проблеми, етичне прийняття рішень має першорядне значення.

1. Що таке етичне прийняття рішень?
Етичне прийняття рішень - це роздуми про моральні цінності, які керують нашими діями та рішеннями. Воно вступає в дію, коли є кілька можливих варіантів, і кожен з них має різні етичні наслідки.

2. Чотири принципи медичної етики
Прийняття етичних рішень у медицині часто базується на чотирьох фундаментальних принципах:

- **Доброчинність:** діяти в найкращих інтересах пацієнта.
- **Непричинення шкоди:** не заподіяння або уникнення шкоди пацієнту.
- **Автономія:** повага до права пацієнтів приймати власні рішення щодо свого здоров'я.
- **Справедливість:** справедливе та рівномірне ставлення до пацієнтів.

3. Проблеми прийняття етичних рішень у внутрішній медицині

- **Клінічна складність:** Пацієнти внутрішньої медицини часто мають складні медичні проблеми, що ускладнює прийняття рішень і вимагає глобального підходу.
- **Різноманітність цінностей:** Пацієнти, сім'ї та опікуни можуть мати різні переконання, цінності та очікування, що може призвести до етичних дилем.
- **Обмеженість ресурсів:** в умовах обмеженості ресурсів, як ми можемо забезпечити справедливий розподіл допомоги?

4. Етичне обговорення
Коли стикаєшся з етичною дилемою, важливе значення має обдумування. Це включає в себе :

Збір інформації: розуміння медичного, соціального та особистого контексту пацієнта.

Роздуми: зважити переваги та ризики кожного варіанту, беручи до уваги етичні принципи.

Діалог: розмова з пацієнтом, сім'єю та командою, яка здійснює догляд, щоб обмінятися думками, зрозуміти проблеми та спробувати досягти консенсусу.

5. Комітети з питань етики

При виникненні складних етичних дилем комітети з питань етики можуть запропонувати цінний досвід. Ці мультидисциплінарні комітети надають поради, рекомендації, а іноді й посередництво, щоб допомогти медичним працівникам орієнтуватися в каламутній воді етичних дилем.

Прийняття етичних рішень лежить в основі внутрішньої медицини. Воно вимагає ретельного обмірковування, розуміння пацієнта в цілому і здатності орієнтуватися між етичними принципами, потребами пацієнта і клінічними та організаційними реаліями. Кінцевою метою завжди є забезпечення благополуччя пацієнта, поважаючи його права та гідність.

Лікарняні етичні комітети.

Орієнтуючись у складнощах прийняття медичних рішень, часто потрібно більше, ніж просто медичні знання. Саме тут на допомогу приходять лікарняні етичні комітети. Вони діють як маяки, освітлюючи шлях у часом каламутній воді, пропонуючи етичні орієнтири там, де медичний вибір стикається з моральними дилемами.

1. Що таке лікарняний етичний комітет?
Лікарняний етичний комітет - це міждисциплінарна група медичних працівників, філософів, юристів, а іноді навіть представників громадськості, які зустрічаються для обговорення та надання консультацій щодо складних етичних питань, пов'язаних з доглядом за пацієнтами.

2. Роль етичних комітетів
- **Етична консультація:** надання рекомендацій щодо конкретних випадків, поданих медичним персоналом або керівництвом.
- **Освіта:** організувати навчання персоналу етичним принципам та їх практичному застосуванню.
- **Політика:** Брати участь у розробці керівних принципів і протоколів з етичних питань.
- **Дослідження:** Забезпечення етичного нагляду за клінічними дослідженнями, що проводяться в лікарні.

3. Цінність колективного обговорення
Сила комітетів з етики полягає в їхній колективній природі. Об'єднуючи людей з різних дисциплін, вони пропонують плюралізм точок зору, що уможливлює поглиблений аналіз етичних ситуацій.

4. Поширені дилеми
- **Кінець життя:** рішення щодо припинення або продовження лікування.
- **Згода:** ситуації, коли пацієнт не може дати згоду.
- **Обмежені ресурси:** розподіл ресурсів в умовах дефіциту.
- Конфлікти між пацієнтами та медичним персоналом: розбіжності щодо планів лікування.

5. Виклики, з якими стикаються комітети з етики

- **Різноманітність думок:** управління та повага до різних точок зору.
- **Темпоральність:** прийняття рішень у надзвичайних ситуаціях.
- **Обмеження їхньої ролі:** комітети консультують, але не приймають клінічних рішень.

6. Сфера діяльності етичних комітетів

Хоча їхня роль є дорадчою, їхній вплив є далекосяжним. Комітети з етики допомагають зміцнювати етичну культуру в лікарнях, забезпечуючи форум для діалогу і роздумів над іноді делікатними питаннями.

У складному світі сучасної медицини, де постійно перетинаються технології, людяність та етика, лікарняні етичні комітети відіграють важливу роль. Вони стежать за тим, щоб навіть у найскладніших ситуаціях моральний компас залишався спрямованим на найкращі інтереси пацієнта, поважаючи при цьому етичні принципи та людську гідність.

Розділ 24

УПРАВЛІННЯ РИЗИКАМИ У ВНУТРІШНІЙ МЕДИЦИНІ

Виявлення та запобігання ризиковані ситуації.

У контексті внутрішньої медицини кожна медсестра стикається з постійним потоком різноманітних ситуацій. Деякі з них є рутинними, інші - ургентними, але всі вони вимагають постійної пильності для виявлення та запобігання ризикованим ситуаціям. Ці критичні моменти можуть вплинути на здоров'я або навіть життя пацієнта, але за умови належної підготовки та обізнаності їх можна передбачити та уникнути.

1. Розпізнавання попереджувальних знаків
Будь-яка досвідчена медсестра скаже вам, що вміння розпізнати навіть ледь помітні зміни в стані пацієнта є надзвичайно важливим. Будь то зміна частоти серцевих скорочень, зміна кольору шкіри або зміна свідомості - ці підказки можуть бути першими ознаками наближення погіршення стану.

2. Важливість слухання
Активне слухання пацієнтів має вирішальне значення. Іноді пацієнт може повідомити про дискомфорт або симптом, який, хоч і здається незначним, насправді є першою ознакою ускладнення.

3. Інструменти оцінювання
Регулярне використання стандартизованих інструментів оцінки, таких як шкали болю або неврологічні оцінки, може допомогти об'єктивізувати і контролювати стан пацієнта, що дозволить на ранніх стадіях виявити ситуації, пов'язані з ризиком.

4. Тісно співпрацювати з командою
Обмін інформацією між медсестрами, лікарями та іншими членами медичної команди є життєво

важливим. Інформація, яка здається несуттєвою в одному контексті, може виявитися вирішальною в іншому. Командні зустрічі та спілкування - ідеальний час для обміну такими спостереженнями.

5. Подальше навчання
Медицина постійно розвивається. Медсестри повинні бути в курсі останніх рекомендацій, методик і протоколів, щоб передбачити ризики, пов'язані з новими методами лікування або новими захворюваннями.

6. Симуляції та практичні вправи
Моделювання сценаріїв підвищеного ризику, таких як кровотеча або зупинка серця, може допомогти підготувати команду до швидких і ефективних дій у реальних ситуаціях.

7. Важливість навколишнього середовища
Добре організоване, чисте і безпечне середовище може значно знизити ризик медичних помилок. Це включає в себе належне управління лікарськими засобами, чітке позначення зон ризику та забезпечення захисним обладнанням.

8. Проактивний підхід
Замість того, щоб чекати, поки виникне проблема, проактивний підхід означає, що багато ризикованих ситуацій можна передбачити і запобігти їм. Це включає в себе регулярні перевірки обладнання, постійне оцінювання пацієнтів з високим рівнем ризику та впровадження профілактичних протоколів.
Запобігання ризикованим ситуаціям у внутрішній медицині - це тонке поєднання науки, інстинкту та досвіду. Це постійний виклик, але завдяки належній підготовці, тісній співпраці з командою лікарів і постійній пильності медсестри відіграють вирішальну роль у забезпеченні безпеки та благополуччя пацієнтів.

Звітні протоколи.

У лікарняних умовах повідомлення про несприятливі події, медичні помилки або потенційно небезпечні ситуації має вирішальне значення для забезпечення безпеки пацієнтів та якості медичної допомоги. У внутрішній медицині, де пацієнти можуть мати складні патології та численні супутні захворювання, впровадження ефективних протоколів звітності є ще більш важливим.

1. Цілі звітних протоколів
Основна мета протоколів - не покарати, а виявити, зрозуміти та запобігти виникненню подібних ситуацій у майбутньому. Вони дають змогу :
  ◦ Покращити якість надання медичної допомоги.
  ◦ Визначте зони ризику.
  ◦ Сприяти розвитку культури безпеки та прозорості.

2. Типи подій, про які слід повідомляти
Можна повідомляти про найрізноманітніші події:
  ◦ Медикаментозні помилки (неправильна доза, неправильний препарат).
  ◦ Післяопераційні ускладнення.
  ◦ Помилки діагностики.
  ◦ Проблеми з медичним обладнанням.
  ◦ Інциденти, пов'язані з безпекою пацієнта (падіння, втечі).
  ◦ Будь-яка інша незвичайна або тривожна подія.

3. Процедури звітування
Процес звітування має бути зрозумілим і доступним для всіх медичних працівників:
  ◦ Використання стандартизованих форм.
  ◦ Можливість анонімного повідомлення, щоб заохотити повідомляти про порушення без страху перед наслідками.

Комп'ютеризовані системи для полегшення збору та аналізу даних.

4. Обробка сповіщень

Після того, як повідомлення було зроблено, необхідно запровадити чітку процедуру для його розгляду:

- Аналіз події спеціальною командою (зазвичай складається з лікарів, медсестер, фармацевтів тощо).
- Оцінка серйозності інциденту та його наслідків.
- Пропозиція коригувальних або превентивних заходів.
- Контроль виконання рекомендацій та оцінка їх ефективності.

5. Комунікація

Комунікація про події, про які повідомляється, є дуже важливою:

- Інформування пацієнтів та їхніх родин у повністю прозорий спосіб про інциденти, що впливають на їхнє лікування.
- Організуйте сесії зворотного зв'язку в команді медиків, щоб поділитися уроками, отриманими в результаті інцидентів.

6. Навчання та підвищення обізнаності

Регулярні тренінги про важливість звітування та про те, як це робити, мають важливе значення для забезпечення ефективності системи.

7. Оцінка та оновлення

Дуже важливо регулярно оцінювати ефективність діючих протоколів звітності та адаптувати їх до виявлених потреб.

Протоколи звітності є важливим інструментом забезпечення безпеки пацієнтів у внутрішній медицині. Вони не тільки дозволяють виявляти і виправляти помилки, але й допомагають створити культуру безпеки, в якій кожен фахівець відчуває свою причетність і відповідальність.

Огляди захворюваності та смертності.

У медичному світі огляди захворюваності та смертності (ОЗМС) - це клінічні зустрічі, призначені для колегіального аналізу випадків пацієнтів, які зазнали ускладнень або померли, з метою винесення уроків та покращення якості медичної допомоги. Ці огляди мають важливе значення для постійного вдосконалення догляду за пацієнтами.

1. Цілі РММ
Основна мета ММР - перетворити медичні помилки, ускладнення або смерть на можливості для навчання для всієї медичної команди. Зокрема, вони дають змогу :

- Визначити причини ускладнень або смерті.
- Оцінка якості медичної допомоги.
- Визначте фактори, що сприяють виникненню небажаних явищ.
- Пропонувати та впроваджувати заходи з покращення.

2. Проведення MMR
Процес ОММ, як правило, має таку структуру:
- **Попередній відбір кейсів**: Кейси для обговорення, як правило, обираються через їхню серйозність, незвичний характер або через те, що вони надають можливість для навчання.
- **Презентація випадку**: Медичний працівник (найчастіше лікар або хірург) представляє детальний опис випадку, включаючи історію

хвороби, призначене лікування, прогрес пацієнта і будь-які ускладнення, що виникли.

- **Обговорення**: команда обговорює різні аспекти справи, ставить запитання та визначає сфери для вдосконалення або помилки, які могли бути допущені.
- **Рекомендації та план дій**: За результатами обговорення надаються рекомендації та розробляється план дій для запобігання подібним подіям у майбутньому.

3. Турботливе та конструктивне середовище

Атмосфера на ОММ має бути конструктивною. Мета - не звинувачувати, а розуміти і вчитися. Доброзичливість і некараність є важливими для заохочення активної і чесної участі всіх членів.

4. Важливість документації

Дуже важливо документувати обговорення та рекомендації ММР для того, щоб відстежувати виконання заходів з удосконалення, а також вести облік обговорень з юридичних або етичних міркувань.

5. Поширення інформації

Уроки, отримані на ММР, не повинні обмежуватися лише тими, хто їх відвідує. Цим досвідом необхідно ділитися в усьому закладі і навіть за його межами, щоб забезпечити постійне поліпшення якості медичної допомоги.

Огляди захворюваності та смертності є безцінним інструментом для закладів охорони здоров'я, які бажають застосовувати проактивний підхід до покращення якості надання медичної допомоги. Вони сприяють розвитку прозорої медичної культури, орієнтованої на колективне навчання та постійне вдосконалення догляду за пацієнтами.

Розділ 25

ЕВОЛЮЦІЯ ТА КАР'ЄРНІ МОЖЛИВОСТІ

Спеціалізація - внутрішня медицина.

Внутрішню медицину часто називають "дорослою медициною у всій її складності". Вона займається складними або рідкісними захворюваннями, які потребують спеціальних знань. Але що насправді означає спеціалізація у внутрішній медицині і чому це так важливо?

1. Розуміння внутрішньої медицини
Внутрішня медицина - це медична спеціальність, яка фокусується на комплексному догляді за дорослими. Вона не обмежується однією частиною тіла або одним типом захворювання, а зосереджується на діагностиці, лікуванні та профілактиці хвороб у дорослих, особливо при співіснуванні декількох захворювань.

2. Ретельний процес навчання
Спеціалізація у внутрішній медицині вимагає ретельної післядипломної підготовки. Після отримання медичного диплому майбутні лікарі-інтерністи, як правило, проходять кількарічне навчання, що поєднує теорію, клінічну практику, дослідження, а іноді навіть вузьку спеціалізацію в таких галузях, як ревматологія, ендокринологія або нефрологія.

3. Мистецтво діагностики
Лікарів-інтерністів часто називають "медичними детективами". Завдяки своїй ґрунтовній підготовці вони здатні вирішувати складні та загадкові медичні випадки. Спеціалізація у внутрішній медицині дає їм інструменти, необхідні для постановки точних діагнозів навіть у найзаплутаніших ситуаціях.

4. Управління мультиінфекційними станами
Зі збільшенням тривалості життя багато пацієнтів мають одночасно кілька хронічних захворювань. Завдяки своїй комплексній підготовці, лікарі-інтерністи особливо добре підготовлені до ведення таких випадків з декількома захворюваннями.

5. Міждисциплінарна співпраця

Комплексний характер внутрішньої медицини означає, що лікарі-інтерністи часто тісно співпрацюють з іншими спеціалістами. Це можуть бути хірурги, радіологи, фармацевти і навіть фахівці з психічного здоров'я.

6. Дослідження та інновації

Внутрішня медицина знаходиться на передовій медичних досліджень. Багато лікарів-інтерністів беруть активну участь у клінічних дослідженнях, допомагаючи розвивати медичні знання та покращувати медичну допомогу для всіх.

7. Підспеціалізації

З роками деякі лікарі-інтерністи можуть вирішити зосередитися на певній галузі внутрішньої медицини, ставши експертами в таких сферах, як імунологія, кардіологія або інфекційні захворювання.

Спеціалізація в галузі внутрішньої медицини - це глибока відданість розумінню та лікуванню складних медичних проблем. Це складний, але корисний шлях, який може змінити життя пацієнтів, що стикаються зі складними медичними проблемами.

Дослідження та інновації.

З моменту свого зародження медицина постійно розвивається. Саме завдяки дослідженням та інноваціям були досягнуті значні успіхи, які продовжили тривалість і якість життя мільйонів людей. У контексті внутрішньої медицини дослідження та інновації відіграють життєво важливу роль, формуючи медичний ландшафт і пропонуючи нові перспективи лікування.

1. Невпинне прагнення до знань

Медичні дослідження - це фундамент, на якому будуються всі досягнення медицини. Вони дають відповіді на фундаментальні питання, дають нам краще розуміння механізмів захворювань і спрямовують розвиток нових методів лікування. У внутрішній медицині з її широким спектром захворювань дослідження є повсюдними, від епідеміологічних досліджень до клінічних випробувань.

2. Ера персоналізованої медицини

Технологічні інновації, зокрема в геноміці, проклали шлях до персоналізованої медицини. Завдяки успіхам у дослідженнях з'явилася можливість підбирати лікування відповідно до генетичного профілю кожного пацієнта. Такий індивідуальний підхід підвищує ефективність лікування, зменшуючи при цьому побічні ефекти.

3. Технології для діагностики

Інновації не тільки фармакологічні. Регулярно розробляється все більш точне і швидке діагностичне обладнання, яке надає лікарям-інтерністам необхідні інструменти для постановки точних діагнозів. Наприклад, медична візуалізація зазнала значних змін завдяки таким технологіям, як функціональна магнітно-резонансна томографія (МРТ) та позитронно-емісійна томографія (ПЕТ).

4. Діджиталізація охорони здоров'я

Цифрова епоха принесла свою частку інновацій, включаючи електронні медичні картки, телемедицину та медичні додатки. Ці інструменти полегшують комунікацію, моніторинг пацієнтів і доступ до інформації, роблячи лікування більш ефективним і адекватним.

5. Міждисциплінарна співпраця

Складні виклики сучасної медицини вимагають спільного підходу. Інновації часто виникають завдяки поєднанню навичок з різних галузей: біологи, хіміки, комп'ютерники, інженери та лікарі об'єднують зусилля, щоб розробити рішення завтрашнього дня.

6. Етичні виклики інновацій

Кожен медичний прогрес піднімає власний набір етичних питань. Тому дослідження та інновації завжди повинні проводитися з обережністю, беручи до уваги моральні та суспільні наслідки відкриттів.

Дослідження та інновації у внутрішній медицині є життєво важливими як ніколи. Вони є рушійною силою розвитку медичної допомоги, дозволяючи нам відповідати на медичні виклики сьогодення та майбутнього. Кожне відкриття, кожна інновація зміцнює терапевтичний арсенал лікарів-інтерністів і відкриває нові перспективи для пацієнтів у всьому світі.

Постійне навчання.

У медицині єдина константа - це зміни. З розвитком технологій, новими дослідженнями, що проливають нове світло, та змінами у хворобах, медичні працівники покликані адаптуватися до них. В основі цієї еволюції лежить безперервна освіта, яка гарантує, що лікарі залишатимуться на передньому краї своєї галузі та надаватимуть медичну допомогу найвищої якості.

1. Реагування на мінливий медичний світ

Медицина не стоїть на місці. З розвитком технологій, науковими відкриттями та новими клінічними рекомендаціями інформація десятирічної давнини може застаріти або навіть виявитися помилковою. Безперервна освіта дозволяє фахівцям залишатися поінформованими та компетентними у своїй повсякденній практиці.

2. Посилення клінічної досконалості

Регулярне оновлення клінічних навичок має важливе значення для забезпечення якісної медичної допомоги. Наприклад, нові хірургічні техніки або інноваційні терапевтичні підходи можуть значно покращити результати лікування пацієнтів. Ознайомлення з цими досягненнями через безперервну освіту є важливим для будь-якого професіонала, який прагне досконалості.

3. Культивування мультидисциплінарності

Внутрішня медицина за своєю природою є міждисциплінарною галуззю. Безперервна освіта дає лікарям-інтерністам можливість дізнатися про суміжні спеціальності, сприяючи кращому загальному розумінню пацієнта і цілісному підходу до лікування.

4. Адаптація до регуляторних та етичних змін

Окрім суто клінічних аспектів, медицина регулюється регуляторними та етичними стандартами, що постійно розвиваються. Безперервне навчання дозволяє медичним працівникам бути в курсі останніх рекомендацій, тим самим гарантуючи, що їхня практика відповідає вимогам законодавства та етичним нормам.

5. Сприяння дослідженням та інноваціям

Участь у навчальних курсах також може стимулювати інтерес до клінічних досліджень, заохочуючи фахівців долучатися до досліджень, тестувати нові підходи або співпрацювати з експертами в інших галузях.

6. Професійне благополуччя

Окрім технічних навичок, безперервне навчання може також охоплювати такі аспекти, як управління стресом, комунікація між пацієнтом і доглядальником та баланс між роботою і особистим життям. Таке навчання має вирішальне значення для забезпечення добробуту доглядальників і, зрештою, якості наданої допомоги.

Безперервна освіта - це набагато більше, ніж просто професійний обов'язок. Це прагнення до досконалості, обіцянка пацієнтам і визнання внутрішнього динамізму медицини. У внутрішній медицині, великій і складній галузі, це зобов'язання набуває особливого значення, гарантуючи сучасну, етичну і якісну медичну допомогу.

Висновок

Майбутнє внутрішньої медицини і роль медсестри.

За своєю природою внутрішня медицина охоплює широкий спектр патологій та клінічних ситуацій. Перебуваючи на перетині кількох спеціальностей, вона знаходиться на передовій медичних, технологічних і суспільних розробок. У той час як лікар-інтерніст часто розглядається як провідник цієї великої дисципліни, медична сестра відіграє неоціненну роль центральної опори, гарантуючи безперебійність та ефективність медичної допомоги. Напередодні нових медичних революцій, як розвиватиметься внутрішня медицина і яку роль відіграватимуть медичні сестри?

1. Зіткнувшись зі старінням населення
Зі збільшенням тривалості життя все більше пацієнтів похилого віку звертаються до лікарів внутрішніх хвороб, які часто страждають від кількох захворювань одночасно. У цьому контексті медичні сестри відіграють вирішальну роль у загальному догляді за такими пацієнтами, поєднуючи технічні навички з умінням слухати та людяністю.

2. Поява нових технологій
Телемедицина, штучний інтелект і підключені пристрої революціонізують спосіб надання медичної допомоги. Медичні сестри знаходяться на передовій, коли йдеться про інтеграцію цих інструментів у свою практику, забезпечення якісної передачі інформації та гарантування оптимального використання на користь пацієнта.

3. Підхід, орієнтований на пацієнта
Медицина все більше стає персоналізованою, беручи до уваги не тільки хворобу, але й, перш за все, пацієнта в цілому. Медична сестра, завдяки своєму привілейованому і постійному контакту з пацієнтом,

стає гарантом цього цілісного підходу, дбаючи про те, щоб розглядати особистість перед патологією.

4. Зміна навичок та обов'язків

Сучасна медична сестра далека від стереотипного образу минулого. Володіючи передовими навичками, вони покликані тісно співпрацювати з лікарем-інтерністом, беручи активну участь у встановленні діагнозу, виконанні плану лікування та оцінці результатів. Така підвищена відповідальність вимагає відповідного поглибленого безперервного навчання.

5. Протистояння суспільним викликам

Від етичних питань до проблем, пов'язаних з нерівністю у сфері охорони здоров'я, не кажучи вже про необхідність прозорого і шанобливого спілкування, медсестри часто перебувають на передовій. Їхня роль виходить далеко за межі технічного догляду, що робить їх головним гравцем у відносинах між пацієнтом і доглядальником та опорою довіри між лікарнею і пацієнтом.

Майбутнє внутрішньої медицини формується щодня під впливом постійних досягнень і викликів мінливого суспільства. У центрі цих змін - медичні сестри, які неухильно зміцнюють свою роль, підтверджуючи своє важливе місце в медичній команді. Більше, ніж просто оператор, медсестри є гарантами гуманної, ефективної та прогресивної медицини.

Важливість адаптації та постійне оновлення.

У такому динамічному світі, як світ охорони здоров'я, адаптація та оновлення навичок не тільки рекомендується, але й є життєво необхідною. Хоча основне покликання медицини - лікувати, для того, щоб залишатися актуальною, вона також повинна враховувати технологічні, наукові та суспільні зміни, які постійно формують її.

1. Медичний світ, що постійно змінюється
Медицина - це галузь, в якій інновації з'являються з шаленою швидкістю. З'являються нові хвороби, старі протоколи ставляться під сумнів, відкриваються революційні методи лікування, розробляються передові технології. Перед обличчям цієї невпинної динаміки залишатися статичним означає відставати або навіть застарівати.

2. Покращення якості медичної допомоги
Постійна адаптація та оновлення дозволяє медичним працівникам надавати якіснішу медичну допомогу. Йдучи в ногу з останніми досягненнями, вони можуть застосовувати найкращі практики, мінімізуючи ризики для пацієнтів і максимізуючи шанси на терапевтичний успіх.

3. Важливість медичної етики
Розвиток знань і технологій породжує нові етичні дилеми. Тому для медичних працівників дуже важливо бути в курсі етичних дебатів і дискусій, щоб приймати обґрунтовані рішення, які поважають гідність і права пацієнтів.

4. Довіра пацієнтів
Пацієнти стають все більш поінформованими і мають доступ до безлічі інформації через Інтернет. Вони справедливо очікують, що їхній доглядач буде на передовій знань. Тому постійна адаптація та оновлення мають важливе значення для підтримки довіри пацієнта і зміцнення терапевтичних відносин.

5. Професійний та особистий виклик
Окрім суто медичного аспекту, безперервна адаптація є також питанням професійного та особистісного розвитку. Вона дозволяє доглядальникам залишатися вмотивованими, відданими та захопленими своєю роботою. Це також дає їм можливість розвивати свою

кар'єру, брати на себе нові обов'язки і повністю реалізувати свій потенціал.

Адаптація та постійне оновлення - це не просто модні поняття у світі медицини. Вони відображають глибоку відданість покликанню до лікування. Прийнявши ці принципи, медичні працівники не тільки забезпечують найкращий догляд за своїми пацієнтами, але й гарантують собі багату, прогресивну і глибоко задоволену кар'єру.

www.ingramcontent.com/pod-product-compliance
Lightning Source LLC
Chambersburg PA
CBHW071915210526
45479CB00002B/422